Adriana de Sales Cunha Correia
Elerson Gaetti Jardim
Sandra Ávila Aguiar

Saúde bucal de pacientes com desordens Neurológicas

Adriana de Sales Cunha Correia
Elerson Gaetti Jardim
Sandra Ávila Aguiar

Saúde bucal de pacientes com desordens Neurológicas

Análise microbiológica, análise bioquímica e protocolo de prevenção

Novas Edições Acadêmicas

Impressum / Impressão
Bibliografische Information der Deutschen Nationalbibliothek: Die Deutsche Nationalbibliothek verzeichnet diese Publikation in der Deutschen Nationalbibliografie; detaillierte bibliografische Daten sind im Internet über http://dnb.d-nb.de abrufbar.
Alle in diesem Buch genannten Marken und Produktnamen unterliegen warenzeichen-, marken- oder patentrechtlichem Schutz bzw. sind Warenzeichen oder eingetragene Warenzeichen der jeweiligen Inhaber. Die Wiedergabe von Marken, Produktnamen, Gebrauchsnamen, Handelsnamen, Warenbezeichnungen u.s.w. in diesem Werk berechtigt auch ohne besondere Kennzeichnung nicht zu der Annahme, dass solche Namen im Sinne der Warenzeichen- und Markenschutzgesetzgebung als frei zu betrachten wären und daher von jedermann benutzt werden dürften.

Informação biográfica publicada por Deutsche Nationalbibliothek: Nationalbibliothek numera essa publicação em Deutsche Nationalbibliografie; dados biográficos detalhados estão disponíveis na Internet: http://dnb.d-nb.de.
Os outros nomes de marcas e produtos citados neste livro estão sujeitos à marca registrada ou a proteção de patentes e são marcas comerciais registradas dos seus respectivos proprietários. O uso dos nomes de marcas, nome de produto, nomes comuns, nome comerciais, descrições de produtos, etc. Inclusive sem uma marca particular nestas publicações, de forma alguma deve interpretar-se no sentido de que estes nomes possam ser considerados ilimitados em matérias de marcas e legislação de proteção de marcas e, portanto, ser utilizadas por qualquer pessoa.

Coverbild / Imagem da capa: www.ingimage.com

Verlag / Editora:
Novas Edições Acadêmicas
ist ein Imprint der / é uma marca de
OmniScriptum GmbH & Co. KG
Heinrich-Böcking-Str. 6-8, 66121 Saarbrücken, Deutschland / Niemcy
Email / Correio eletrônico: info@nea-edicoes.com

Herstellung: siehe letzte Seite /
Publicado: veja a última página
ISBN: 978-3-639-84899-1

Zugl. / Aprovado/a pela/pelo: Tese (Doutorado em Ciências Odontológicas) – Faculdade de Odontologia de Araçatuba, UNESP - Univ Estadual Paulista, 2012

Índice

CAPÍTULO 1 - INTRODUÇÃO

A nutrição enteral por sonda nasogástrica é um procedimento frequentemente utilizado em pacientes hospitalizados quando estes apresentam problemas com a alimentação oral, como dificuldade de deglutição e estado nutricional pobre. Os pacientes que recebem nutrição enteral apresentam vários tipos de complicações, tais como diarréia, vômitos, constipação, aspiração pulmonar, o deslocamento do tubo (ou sonda), o entupimento do tubo (ou sonda), hiperglicemia e alterações eletrolíticas (PANCORBO-HIDALGO et al., 2001).

Em crianças com paralisia cerebral o tempo de alimentação pode estar consideravelmente aumentado e, em vez de ser uma experiência agradável, as refeições podem ser angustiantes para a criança e para o cuidador. Cada vez mais no caso de crianças incapazes de manter um estado nutricional normal através da alimentação por via oral, as sondas de gastrostomia ou jejunostomia estão sendo utilizadas para prover o sistema digestivo com nutrientes (SLEIGH, BROCKLEHURST, 2004; SULLIVAN, 2008).

O primeiro questionamento a embasar este estudo foi entender os mecanismos de formação e acúmulo de cálculo dentário sem a presença de resíduo alimentar, base para a formação e maturação de biofilme, que ocorre quando a alimentação se dá por via oral, mas não quando o indivíduo é alimentado por via enteral. Inúmeras hipóteses começaram a ser levantadas, principalmente em relação à composição da microbiota oral de pessoas com desordens neurológicas e alimentação por sonda de gastrostomia ou jejunostomia. Em virtude do déficit nutricional avançado, estes pacientes corriqueiramente apresentam complicações respiratórias, sendo a principal a pneumonia aspirativa, que comprovadamente pode ser causada por aspiração de conteúdo bucal ou orofaríngeo contaminado. As inúmeras medicações clínicas e psicotrópicas, além de antibióticos usados para as mais diversas infecções respiratórias inferiores e superiores, infecções de trato urinário e tantas outras, também poderiam alterar a microbiota bucal, ou ainda agir sistemicamente sobre a composição e fluxo salivares, os quais são fundamentais para a homeostase do ecossistema oral.

A participação dos componentes salivares na condição de saúde bucal de pacientes com desordens neurológicas e nutrição enteral se tornou então um novo objetivo dentro desta pesquisa, visto que a dieta administrada via sonda de gastrostomia apresenta um aspecto nutricional de extrema importância, agindo por vezes como suplementação alimentar, rica em íons minerais, elementos antioxidantes e vitaminas, os quais poderiam também modificar os padrões salivares, como pH, capacidade tampão, fluxo e até mesmo a capacidade antioxidante. Cunha-Correia et al. (2014) observaram alterações significativas nos componentes salivares, redução da capacidade antioxidante total, apesar da menor concentração de ácido úrico salivar. Os autores concluíram em seu estudo que a nutrição enteral acentuou a redução do ácido úrico salivar, e de forma interessante reduziu o dano oxidativo.

Neste estudo foi avaliada a condição de saúde bucal de pacientes com desordens neurológicas e nutrição enteral, através de análise microbiológica por cultura e PCR (Reação em Cadeia da Polimerase) de espécimes clínicos orais, bem como pela análise bioquímica dos componentes salivares. Foi ainda estabelecido um protocolo de saúde bucal para estes pacientes, a fim de melhorar as condições orais desta população.

4

CAPÍTULO 2 - BREVE REVISÃO DA LITERATURA

Poucos são os trabalhos relacionando o acúmulo de cálculo dentário e pacientes alimentados por via enteral, sendo que os existentes datam dos primórdios das décadas de 80 e 90 (KLEIN e DICKS, 1984; DICKS e BANNING, 1991; DYMENT e CASAS, 1999).

Publicado em 1991 o guia de cuidados de saúde bucal para pacientes com deficiências físicas e intelectuais da Associação Odontológica Americana não continha qualquer protocolo específico para tratamento de crianças com nutrição enteral (ADA, 1991). Todavia, desde 1967, Littleton et al. mostraram que o biofilme bucal de indivíduos com alimentação por via oral é altamente acidogência, enquanto o biofilme bucal de pacientes com nutrição enteral apresentaria uma tendência pequena em reduzir o pH. Essa quantidade de ácidos reduzida diminuía a quantidade de *Streptococcus*, *Lactobacillus* e bactérias filamentosas na placa dos pacientes alimentados por sonda, o que levou os autores a concluir que a diminuição da capacidade de reduzir o pH estava relacionada a uma mudança da população bacteriana, causada por uma alteração na produção de ácidos pela flora residente, em virtude da ausência de carboidratos exógenos.

A associação entre o conteúdo oral e orofaríngeo contaminado e a ocorrência de pneumonia aspirativa está extremamente difundido na literatura (LEIBOVITZ et al., em 2003; LEIBOVITZ et al., 2004; SCANNAPIECO, 1999; SCANNAPIECO e HO, 2001; SCANNAPIECO, 2006; PAJU, SCANNAPIECO, 2007).

5

A importância dos cuidados de saúde bucal como prevenção da pneumonia aspirativa em pacientes debilitados também é notável. Em 2002 Mojon afirmou que em pacientes idosos institucionalizados a colonização do biofilme bucal por patógenos pulmonares é frequente, e ressaltou a importância de melhorar a saúde bucal de pacientes que estejam em risco e naqueles que vivem em instituições de cuidados a longo-prazo.

Abe et al. (2006) classificaram os pacientes de seu estudo de acordo com a presença de biofilme bucal nos elementos dentários em pacientes de alto risco (grande quantidade de biofilme bucal) e pacientes de baixo risco (pouco biofilme bucal) para pneumonia e afirmaram que o uso de índices de saúde bucal são úteis não somente para avaliar a higiene bucal do paciente, mas também para estabelecer metas específicas para os cuidados de saúde bucal em instituições de cuidados a longo-prazo e em âmbito hospitalar.

Os cuidados de saúde bucal realizados por profissionais da odontologia são referidos como de grande importância na prevenção da pneumonia aspirativa, pneumonia associada à ventilação e pneumonia nosocomial (ADACHI et al., 2007; ISHIKAWA et al., 2008; SARIN et al., 2008; BASSIM et al., 2008;). O uso de produtos antissépticos bucais no controle do biofilme dentário e da redução do conteúdo oral e orofaríngeo contaminado também é apresentado como fundamental na prevenção dos distúrbios respiratórios por periodontopatógenos (DERISO et al., 1996; KOEMAN, VAN DER VEM, HALK, et al., 2006; SANTOS, MELLO, WALKIM et al., 2008; MUNRO et al., 2009).

A fim de embasar este estudo, inicialmente foi caracterizado através de trabalhos correlatos da literatura o paciente com desordens neurológicas e nutrição enteral. Os estudos serão apresentados em meio às definições de deficiência intelectual, distúrbios nutricionais e alterações bucais presentes nesta população.

6

2.1. O paciente com desordens neurológicas

Segundo o Departamento de Neurologia da Faculdade de Medicina da USP (http://www.fm.usp.br/pdf/neurologia.pdf), as desordens neurológicas podem ter diferentes origens: genética ou hereditária; congênita, ou seja, dependente de um distúrbio do desenvolvimento embrionário ou fetal do Sistema Nervoso Central ou Periférico; adquirida, ou seja, ocorrendo, com maior ou menor influência do ambiente, ao longo dos diferentes períodos da vida, desde a fase neonatal até a velhice. Em diferentes combinações e gradações, diversos sinais e sintomas compõem os principais grupos de desordens neurológicas, dentre elas as alterações do desenvolvimento como a deficiência mental, paralisia cerebral, déficit de atenção/hiperatividade, dislexia e outros.

O termo deficiência mental foi utilizado a partir do século XIX, sendo conceito construído e empregado pelo "modelo médico" para classificar, denominar e conceituar aqueles que possuíam um problema no seu desenvolvimento mental, na área cognitiva, que influenciava na sua autonomia e independência e na sua adaptação ao meio social (SOUZA, 2011).

O termo deficiência intelectual surgiu nos primeiros anos do século XXI, na Declaração de Montreal sobre a Deficiência Intelectual. Este documento foi o resultado das discussões feitas na Conferência Internacional sobre Deficiência Intelectual, realizada pela Organização Pan-americana de Saúde e pela Organização Mundial de Saúde, na cidade de Montreal – Canadá, nos dias 05 e 06 de outubro de 2004 (SOUZA, 2011). Esse termo veio substituir, de forma conceitual e valorativa, a denominação "deficiência mental" (SASSAKI, 2006), que ainda pode ser encontrada na legislação brasileira que trata das pessoas com deficiência relacionada à cognição, associada ao intelecto, e à adaptação social (SOUZA, 2011).

7

Segundo o Manual TODOS PELOS DIREITOS (APAE-SP, 2011), as desordens neurológicas podem causar deficiências físicas, as quais consistem em problemas no sistema locomotor, que levam ao mau funcionamento ou paralisia dos membros (Paraplegia, Tetraplegia, Hemiplegia, Paralisia Cerebral e Amputação), deficiências intelectuais, que são caracterizadas pela "limitação siginificativa tanto no funcionamento intelectual como no comportamento adaptativo que se expressam nas habilidades conceituais, sociais e práticas, originando-se antes dos 18 anos de idade" (AAID, 2010), e ainda as deficiências visual e auditiva. Dependendo do dano cerebral, as deficiências físicas, visual, auditivas e intelectuais geradas pela desordem neurológica podem estar associadas entre si, sendo muito comum a associação da deficiência intelectual à paralisia cerebral.

2.2. Distúrbios nutricionais em pacientes com desordens neurológicas

Distúrbios nutricionais e problemas gastrointestinais são comuns em crianças com desordens neurológicas (SULLIVAN, 1997). Isto ocorre porque danos durante o desenvolvimento do sistema nervoso central podem resultar em disfunção significativa no trato gastrointestinal e se refletem em prejuízo à função motora oral, ruminação, refluxo gastro-esofágico, com ou sem aspiração, retardo no esvaziamento gástrico e constipação (SULLIVAN, 1997). Este é um problema crônico em 80 a 90% das crianças com paralisia cerebral e em crianças com deficiência no desenvolvimento neurológico que estão em risco especial de desenvolver desnutrição por causa da descoordenação da deglutição, refluxo gastroesofágico e constipação (CHONG, 2001). Para Sullivan (2008) os problemas gastrointestinais associados ainda incluem disfunção motora oral, levando à dificuldades na alimentação, risco de aspiração, tempo de alimentação prolongado, e desnutrição com comprometimento físico presente.

De acordo com Langmore et al. (1998), o papel da disfagia e da aspiração na patogênese da pneumonia pode ser melhor compreendida pela consideração da contribuição da colonização e resistência do hospedeiro. A aspiração pode ocorrer, mas somente levará a pneumonia se o material aspirado for patogênico para os pulmões e se a resistência do hospedeiro ao inócuo estiver comprometida.

2.3. Alterações bucais em pacientes com desordens neurológicas e distúrbios nutricionais

Melvin (1991) analisou as várias funções da saliva e seu papel na prevenção de doenças dentárias, relatando que elucidar as funções dos diversos componentes salivares, bem como os mecanismos subjacentes à fisiologia da glândula salivar normal é essencial para o desenvolvimento de raciocínio lógico para a prevenção e tratamento da patologia oral, visto que avaliar o estado funcional das glândulas salivares e composição salivar ajudará na identificação de indivíduos mais suscetíveis à doença oral.

O fluxo salivar e o pH intra-oral são foco de inúmeros trabalhos, dentre eles o de Ayars et al. (1982), que demonstraram como a redução do fluxo salivar e a concomitante redução do pH intra-oral pode predispor pacientes à colonização bacteriana por *Klebisiella pneumoniae*.

Santos et al. (2007) mostraram em seu estudo que adolescentes com paralisia cerebral apresentam menor fluxo salivar, atividade de peroxidade, amilase, concentração de proteínas totais salivares e maior concentração de ácido siálico do que adolescentes sem paralisia cerebral, o que pode aumentar o risco de doenças

9

bucais nesta população. A mesma autora em um trabalho mais recente mostrou que indivíduos com paralisia cerebral espástica apresentam menor taxa de fluxo, pH e capacidade tampão salivar do que indivíduos sem dano neurológico, o que pode aumentar o risco de doenças bucais nesta população (Santos et al., 2010). Cunha-Correia et al. (2014) observaram redução da capacidade antioxidante total salivar, apesar da menor concentração de ácido úrico na saliva, afirmando que a nutrição enteral acentuou a redução do ácido úrico salivar, e contraditoriamente reduziu o dano oxidativo.

Segundo Battino et al. (2002), durante a inflamação gengival, o fluxo do fluido crevicular aumenta a alteração da composição salivar com produtos da resposta inflamatória, o que, por sua vez, pode ter algum papel no controle e/ou modulação dos danos oxidativos na cavidade oral.

Em pacientes com distúrbios nutricionais, os componentes e o fluxo salivar têm influência direta na composição da microflora oral e de orofaringe. Em 1977, McMurray et al. afirmaram que a imunidade secretora pode estar prejudicada em crianças com desnutrição moderada, devido à diminuição dos níveis de imunoglobulina A nas secreções como lágrimas e saliva. Todavia, nenhum protocolo para os cuidados de higiene oral de crianças alimentadas por sonda foi publicado, apesar de crianças com nutrição enteral apresentarem cálculo abundante e baixa atividade de cárie (DYMENT et al., 1999), sendo que nos casos de saúde oral precária e alimentação por sonda enteral há maior risco de desenvolvimento de pneumonia por aspiração. Os autores ainda afirmam que para otimizar a saúde bucal e reduzir o risco de pneumonia por aspiração, essa população deve receber atendimento odontológico em intervalos mais frequentes que as crianças alimentadas por via oral. Isto porque alguns estudos (KLEIN & DICKS, 1984; DICKS & BANNING, 1991) demonstram o acúmulo excessivo de cálculo supragengival em pacientes gastrostomizados, inclusive na sonda de alimentação. Klein e Dicks em

10

1984 mostraram em seu estudo com pacientes mentalmente comprometidos que a formação de cálculo dentário é significativamente mais rápida em pacientes com nutrição enteral, e que a maioria (71%) deste cálculo foi formada nos primeiros 30 dias. Em 1991 Dicks e Banning também relataram uma formação de cálculo significativamente mais rápida em pacientes com nutrição enteral, embora os níveis de higiene bucal deste grupo tenham sido superiores.

Leibovitz et al. (2003a) apresentaram estudo sobre a colonização da orofaringe por bactérias bucais em pacientes com sonda nasogástrica, revelando uma significativa maior prevalência de bactérias gram-negativas em pacientes alimentados por sonda nasogástrica. O s mesmos autores (LEIBOVITZ et al. 2003b) relataram que a alimentação prolongada por sonda enteral em pacientes idosos está associada à colonização patogênica da orofaringe e a alterações na saliva, aumentando o risco de pneumonia por aspiração. Em 2004 Leibovitz et. al reafirmaram que a alimentação por sonda enteral em pacientes idosos está associada à colonização patogênica da orofaringe, sendo que a aspiração do conteúdo orofaríngeo infectado é a principal causa de pneumonia por aspiração.

Existem vários fatores que levam à contaminação da orofaringe em pacientes em uso de nutrição enteral exclusiva. A diminuição do fluxo salivar pela ausência de contato com os alimentos seria uma das causas principais do aparecimento desses patógenos (PEREIRA, 2007). A diminuição da produção de saliva pode ser um fator que delimita o aumento da colonização de bactérias Gram-negativas (AYARS et al., 1982).

O papel das bactérias orais nas infecções respiratórias tem sido exaustivamente investigado pela comunidade científica. Já em 1999 Scannapieco afirmou que uma associação entre as condições orais como doença periodontal e condições respiratórias severas estavam sendo observadas, e que o dente poderia servir como reservatório para colonização de patógenos respiratórios e subsequente pneumonia nosocomial. Em 2002 Sumi et al. demonstraram que os dentes devem ser considerados um importante reservatório de microrganismos, os quais podem colonizar a faringe, sendo que o controle da placa bacteriana na prevenção da pneumonia não deve ser subestimado.

A aspiração de agentes patogênicos respiratórios advindos de biofilmes orais para o trato respiratório inferior aumenta o risco de desenvolvimento de uma infecção pulmonar (SCANNAPIECO, 2006; PAJU, SCANNAPIECO, 2007). Além disso, os pacientes podem aspirar produtos inflamatórios a partir de tecidos periodontais inflamados para o trato respiratório inferior, contribuindo para afecção do pulmão. Em 2001 Scannapieco e Ho já haviam demonstrado a associação entre a doença respiratória obstrutiva crônica (DROC) e a doença periodontal, sugerindo a possibilidade de que a doença periodontal poderia contribuir para a DROC.

A microbiota envolvida nas infecções periodontais é de natureza mista, onde diversas espécies microbianas exercem papéis específicos na etiopatogênese dessas condições (FAVERI et al., 2009), destacando-se os anaeróbios Gram-negativos dos gêneros *Prevotella*, *Fusobacterium*, *Porphyromonas*, *Pseudomonas*, *Aggregatibacter*, *Campylobacter* e *Treponema*, particularmente as espécies *Prevotella intermedia*, *Fusobacterium nucleatum*, *Porphyromonas gingivalis*, *Aggregatibacter actinomycetemcomitans* e *Tannerella forsythia* (FAVERI et al., 2009; RAMSEIER et al., 2009). Esses microrganismos estabelecem profundas inter-relações ecológicas, que parecem determinar, da mesma forma que as condições imunológicas, o risco de desenvolvimento de quadros infecciosos e inflamatórios periodontais, que poderiam levar à perda de inserção conjuntiva e dos tecidos de suporte dos dentes (SOCRANSKY et al., 1998; WARA-ASWAPATI, et al., 2009; KEBSCHULL & PAPAPANOU, 2011).

Em 1998, Socransky et al. demonstraram que a microbiota bucal poderia ser agrupada em cinco complexos diferentes (complexo laranja, complexo roxo,

12

complexo vermelho, complexo verde, complexo amarelo), sendo que o "complexo vermelho", formado por *Porphyromonas gingivalis, Tannerella forsythia* e *Treponema denticola*, apresenta maior relevância no desenvolvimento das periodontites, além de determinar um prognóstico mais reservado no tratamento de sítios periodontais inflamados colonizados por esses agentes microbianos (WARA-ASWAPATI, et al., 2009; KEBSCHULL & PAPAPANOU, 2011).

White (1997) afirma que os níveis de cálculo e o local de formação são específicos da população e são afetados pelos hábitos de higiene oral, acesso aos cuidados profissionais, dieta, idade, origem étnica, o tempo desde a última limpeza dental, doenças sistêmicas e o uso de medicamentos prescritos. Em relação a medicamentos utilizados e sua relação com as alterações na cavidade oral Turesky, Breuer e Coffman (1992) mostraram que há uma redução estatisticamente significativa de cálculo entre indivíduos medicados com beta-bloqueadores, diuréticos, anticolinérgicos, medicações para tireóide e redutores do ácido úrico, apesar da elevada quantidade de placa presente.

Métodos não invasivos para avaliar o risco de doenças poderiam aumentar a participação em programas de rastreamento e tratamento e melhorar a aderência às intervenções dietéticas e de estilo de vida (SOUKUP et al., 2012).

A análise da composição salivar pode ser utilizada como uma ferramenta de diagnóstico para a localização e avaliação de várias patologias orais e sistêmicas, principalmente quando a correlação entre as concentrações salivares e sanguíenas são elevadas (NAGLER et al., 2002a; NAGLER et al., 2002b).

Uma abordagem para monitorização não invasiva é o uso de biomarcadores salivares. A principal vantagem deste meio é a facilidade de execução, em comparação com aquele utilizado para análise de sangue (MILLER et al., 2010). Os tecidos da cavidade bucal estão em contato permanente tanto com sangue quanto com saliva. Algumas modificações das concentrações de cátions pode ser a

13

consequência de processos patológicos ao nível da área buco-maxilar (GRĂDINARU et al., 2007).

A saliva pode constituir a primeira linha de defesa contra o estresse oxidativo e tem efeitos protetores contra microorganismos, toxinas e oxidantes (NAGLER et al., 2002; BATTINO et al., 2002).

A diminuição na produção da saliva como resultado de medicações, doenças orais ou dentais podem levar à colonização da orofaringe com organismos patogênicos (LIEM et al., 1996; JONSSON et al., 2000). A contaminação da orofaringe por microorganismo patogênicos pode ser modulada por vários fatores, como a taxa de secreção salivar, a capacidade tampão e os componentes antibacterianos da saliva (MCMURRAY et al., 1977; ANZANO et al., 1981).

A mudança no status da mastigação de pacientes submetidos à nutrição enteral causa impacto nos mecanismos de defesa enzimático e não enzimático presentes na saliva (KARINCAOGLU et al., 2005). A ausência do estímulo mastigatório modifica o estado fisiológico da cavidade oral e altera o potencial efeito protetor das enzimas e imunoglobulinas presentes na saliva (LAFORCE et al., 1976).

Sendo assim, com base na breve literatura apresentada, tornou-se necessário avaliar a microbiota bucal e orofaríngea de pacientes com desordens neurológicas e nutrição enteral, a influência desta dieta sobre os parâmetros bioquímicos salivares, além de estabelecer um protocolo de prevenção em saúde bucal específico para esta população.

14

CAPÍTULO 3 - PROPOSIÇÃO

Este estudo propôs-se a:

1. Analisar e comparar a microbiota bucal e orofaríngea de pacientes com desordens neurológicas e nutrição enteral por sonda de gastrostomia com pacientes alimentados por via oral.

2. Analisar bioquimicamente os níveis de alguns componentes salivares dos pacientes em estudo.

3. Estabelecer um protocolo de higiene bucal para prevenção das doenças bucais em pacientes com desordens neurológicas e nutrição enteral, o qual pudesse ser viável e reproduzível.

CAPÍTULO 4 - MATERIAL E MÉTODO

Previamente à realização desta pesquisa o projeto foi submetido ao Comitê de Ética em Pesquisa (Resolução n° 01 de 13/06/1889 do Conselho Nacional de Saúde) da Faculdade de Odontologia de Araçatuba, UNESP - Univ Estadual Paulista (Processo FOA- 00953/2010).

Em seguida foram estabelecidos critérios de inclusão e exclusão para a definição da amostra, além de determinação da amostra para cada análise realizada.

4.1. Critérios de inclusão e exclusão

- Critérios de inclusão:
  - o Pacientes com desordens neurológicas de acordo com a CID-10 (Classificação Internacional de Doenças), classificados pelo código F70-F79 (Retardo mental).
  - o Pacientes com nutrição enteral por sonda de gastrostomia ou jejunostomia.
  - o Paciente dentado.

- Critérios de exclusão:
  - o O responsável legal pelo paciente não ter aceitado os termos da pesquisa após leitura do Termo de Consentimento Livre e Esclarecido.

o O paciente não ter preenchido os requisitos pré-estabelecidos como critérios de inclusão.

4.2. Determinação da amostra da análise microbiológica

Foi então definida uma amostra aleatória de pacientes com desordens neurológicas e nutrição enteral, sendo constituído o grupo experimental Gastrostomizados:

- Grupo Gastrostomizados (GGT/ N= 11):
    - o Pacientes (N= 6, média de idade 33 anos) com nutrição enteral exclusiva por sonda de gastrostomia, moradores do Hospital Neurológico Ritinha Prates de Araçatuba-SP.
    - o Pacientes (N= 5, média de idade 24 anos) com nutrição enteral exclusiva por sonda de gastrostomia, moradores da Casa da Criança de Tupã-SP.

Como grupo controle (GC/ N= 13, média de idade 28 anos) do estudo foram selecionados também, ao acaso, pacientes com desordens neurológicas e alimentação por via oral, os quais recebiam dieta normal, triturada ou pastosa. Os pacientes desse grupo eram moradores do Hospital Neurológico Ritinha Prates de Araçatuba-SP.

Os dados referentes a diagnósticos clínicos, medicações clínicas, antibioticoterapias e medicações psicotrópicas foram anotados em prontuário (Figura 1).

PRONTUÁRIO

NOME:______________________________ DATA: __________

1. Data de Nascimento: ___ / ___ / ___   Cidade de Origem:_______________

2. Diagnóstico Médico: _______________________________

3. Medicações em uso: _______________________________

4. Gastrostomizado? ________Sim ________Não
5. Traqueostomizado? ________Sim ________Não

6. Edêntulo: ______Sim ______Não

7. Condições bucais no exame clínico inicial: _______________________

8. Necessidade de medicação ansiolítica antes da consulta: ______Sim ______Não
9. Nome da medicação: ____________________________

10. Dieta: _____ Enteral _____Normal
11. Nome da dieta: ____________________________

12. Comunicação do paciente: ____________________________
13. Observações adicionais: ____________________________

Figura 2: Prontuário Clínico

Dos pacientes do GGT, 36% eram do sexo feminino, enquanto no GC a prevalência foi de 38%. No GGT 54% dos pacientes era traqueostomizado, e no GC todos os pacientes apresentavam respiração normal, por via nasal ou oral. O diagnóstico mais prevalente no GGT foi a tetraplegia espástica (63%), enquanto no GC foi a encefalopatia crônica (30%).

Foram levantados através de anotação em ficha clínica (Figura 2) o Índice CPOD, Índice de Sangramento Gengival (ISG) e o Índice de Higiene Oral Simplificado (IHOS) dos pacientes do GGT moradores do Hospital Neurológico Ritinha Prates (N=6).

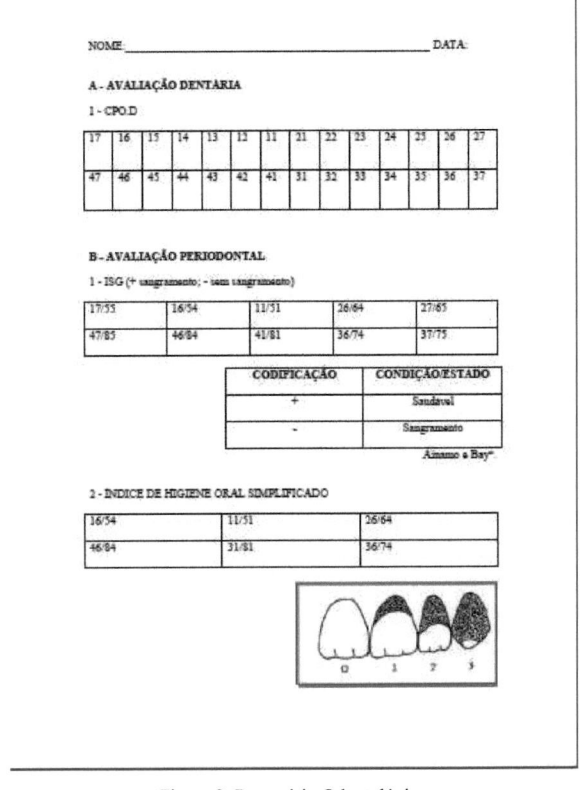

Figura 2: Prontuário Odontológico

Todavia, não foi possível realizar a coleta desses dados nos pacientes do GGT moradores da instituição de Tupã-SP, em virtude da rotina de enfermagem do local. Sendo assim, para estes pacientes (N=5) foi utilizada na análise de resultados somente a condição de saúde bucal no dia das coletas de espécimes clínicos para as análises microbiológicas, conforme Tabelas 2 e 3 (Capítulo Resultados), respectivamente, que também apresentam as condições finais após a implementação do protocolo preventivo.

4.3. Determinação da amostra da análise bioquímica

Conforme Cunha-Correia et al. (2014), para a análise dos componentes salivares foi necessário estabelecer um novo grupo, composto por indivíduos sem desordens neurológicas. Foram convidados aleatoriamente a participar do presente estudo alguns colaboradores do Hospital Neurológico Ritinha Prates, ficando esta etapa do trabalho com os seguintes grupos experimentais:

- Grupo de pacientes com desordens neurológicas e nutrição enteral
  GGT: Grupo Gastrostomizados (N= 11, média de idade 35 anos)
- Grupo de pacientes com desordens neurológicas e alimentação por via oral
  GNGT: Grupo Não-Gastrostomizados (N= 13, média de idade 30 anos)
- Grupo Controle: voluntários colaboradores do Hospital Neurológico Ritinha Prates
  GC: Grupo Controle (N= 14, média de idade 26 anos)

Na amostra selecionada para esta análise, dos pacientes do GGT, 25% eram do sexo feminino, enquanto no GNGT a prevalência foi de 71% e no GC de 43%. No GGT 58% dos pacientes era traqueostomizado, e no GNGT assim como no GC todos os pacientes apresentavam respiração normal, por via nasal ou oral. O diagnóstico mais prevalente no GGT foi a tetraplegia espástica (58%), enquanto no GNGT foi a paralisia cerebral clássica (33%). Os voluntários do GC não apresentavam desordens neurológicas.

4.4. Coleta dos espécimes clínicos

Esta etapa foi efetivada por um único pesquisador, sendo a primeira coleta realizada entre os meses de Julho a Dezembro de 2010 e a segunda coleta realizada entre os meses de Julho a Dezembro de 2011.

As coletas (Figuras 3 e 4) foram realizadas imediatamente antes do exame clínico das condições dentárias dos pacientes.

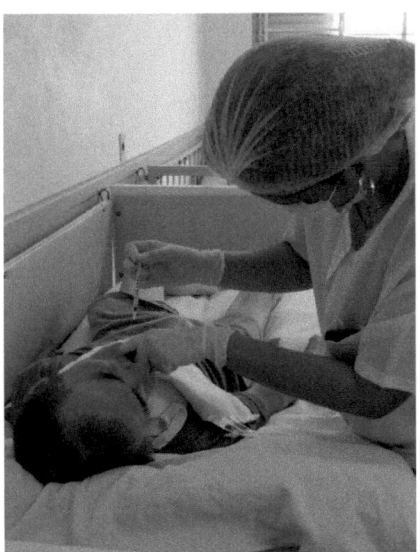

Figura 3: Coleta de saliva com seringa descartável estéril

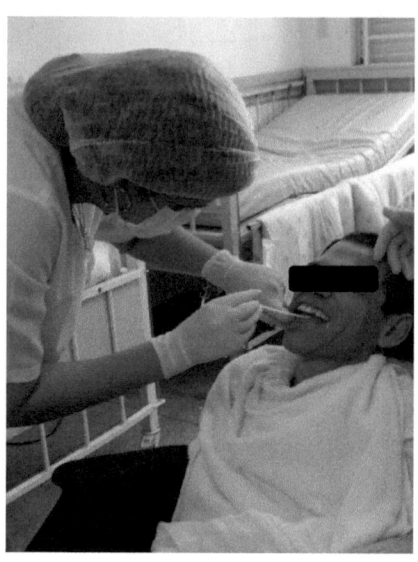

Figura 4: Coleta de secreção de mucosa oral com zaragatoa sendo levemente friccionada na mucosa

Para a coleta de saliva, os cuidadores receberam orientação de que os pacientes não poderiam beber, comer (Grupo Controle) ou realizar a higiene bucal uma hora antes da coleta. A coleta foi realizada através da sucção do flúido com seringas descartáveis de 1 ml. A seguir, a saliva foi transferida para meio de transporte VMGA III, segundo Möller (1966), para cultivo microbiológico, e para criotubos contendo água ultrapura Milli Q, que foram armazenados a -196°C, para a extração do DNA bacteriano.

A coleta foi realizada com auxílio de curetas esterilizadas e o biofilme foi transferido para meio de transporte VMGA III e para criotubos contendo água ultrapura MilliQ.

Os espécimes do biofilme subgengival foram obtidos com o uso de cones de papel absorvente esterilizados, após a remoção do biofilme supragengival, dos três sítios periodontais não contíguos com maior profundidade clínica de sondagem e, nos pacientes com periodontite, perda óssea e sangramento gengival. A seguir, depois de

22

permanecerem por 30 segundos no interior dos sulcos gengivais ou bolsas periodontais, os cones de papel foram transferidos para criotubos contendo água ultrapura e para tubos contendo meio de transporte VMGA III (cultivo) e enviadas ao laboratório de Microbiologia da Faculdade de Odontologia de Araçatuba - UNESP.

As amostras oriundas das mucosas bucais foram coletadas por meio de zaragatoas que foram friccionadas contra o dorso da língua, assoalho de boca, vestíbulo bucal e mucosa jugal. No caso das amostras de orofaringe, a zaragatoa deveria alcançar sempre a região mais posterior da mesma. A seguir, como para os demais espécimes clínicos, as zaragatoas utilizadas foram transferidas para meio de transporte VMGA III e para tubos contendo água ultrapura MilliQ.

Após 12 meses da primeira coleta, novos espécimes clínicos foram obtidos para caracterizar as transformações na microbiota bucal com a utilização dos espécimes clínicos dos pacientes para avaliação microbiológica. As amostras clínicas foram mantidas em água ultrapura permaneceram a -196°C até a extração de DNA microbiano, bem como transferidas para meio de transporte VMGA III para minimizar o contato das amostras que foram submetidas à cultura.

Para a análise da concentração dos principais componentes salivares foram coletadas amostras de saliva de acordo com a técnica preconizada por Chaves Neto (2005). A saliva total não estimulada foi coletada entre 8:00 e 10:00 horas. No dia da coleta a higiene oral dos pacientes foi realizada apenas com água, escova e fio dental, sem a utilização de produtos fluoretados. Os pacientes estavam em jejum de pelo menos duas horas.

O fluido salivar presente no assoalho bucal foi aspirado através de um cateter de plástico macio evitando-se, através de manobras bem suaves, sob sucção leve. O cateter empregado para a coleta estava conectado a um frasco de vidro estéril e lacrado, que também estava conectado a uma bomba de vácuo (Figuras 5-7).

23

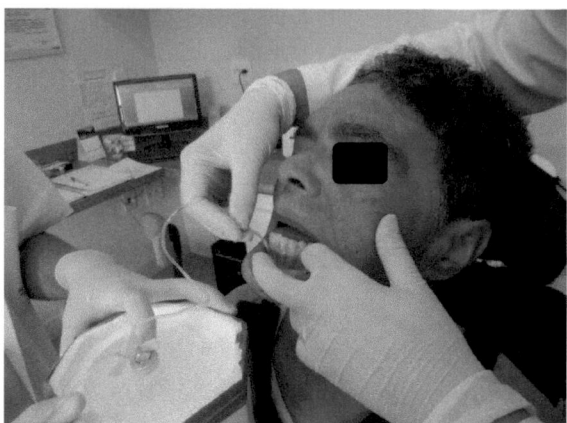

Figura 5: Coleta de saliva para análise bioquímica com sucção a vácuo. Procedimento pouco invasivo e indolor.

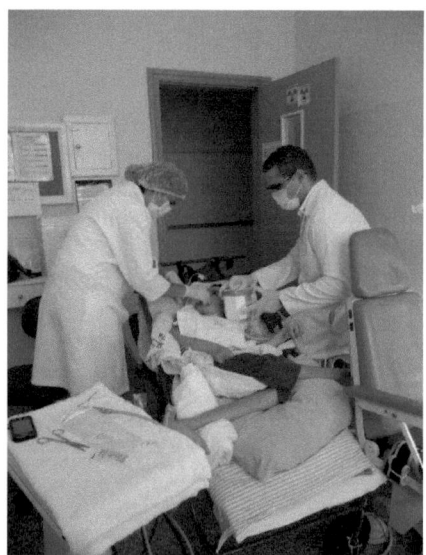

Figura 6: Coleta de saliva para análise bioquímica em paciente da Casa da Criança de Tupã, Tupã-SP.

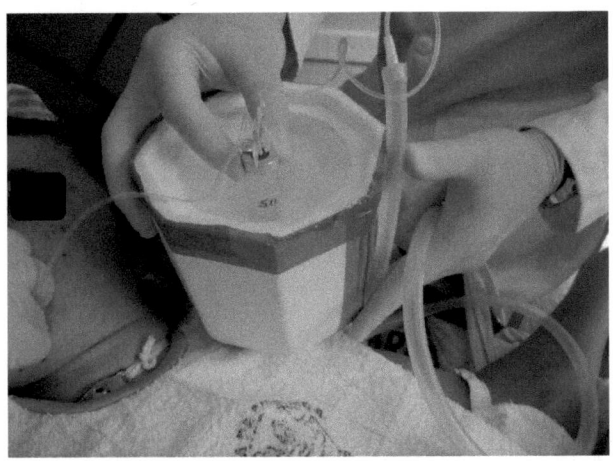

Figura7 : Tubo de vidro ligado à bomba a vácuo. Cânula de sucção promovendo entrada da saliva para o interior do tubo.

Os frascos de coleta foram mantidos em gelo durante os 10 minutos do procedimento e transportados em nitrogênio líquido até o Laboratório de Bioquímica da Faculdade de Odontologia de Araçatuba – UNESP, onde as amostras foram centrifugadas a 5.500 x g por 10 minutos, em centrífuga refrigerada (4°C). Os sobrenadantes foram fracionados e armazenados a –20°C, para análises posteriores.

Após a primeira coleta foi estabelecido e executado um protocolo de prevenção para promoção de saúde bucal nos pacientes com nutrição enteral. Após 12 meses de execução do protocolo a segunda coleta de espécimes clínicos para análise microbiológica foi realizada, além da coleta de saliva para a análise bioquímica (CUNHA-CORRREIA, et al., 2014).

4.5. Processamento microbiológico

Através de Cultura

Os espécimes clínicos foram processados dentro de um prazo de 4 horas de sua coleta. Os espécimes mantidos em tubos contendo meio de transporte VMGA III foram submetidos a diluições seriadas em solução de VMG I, para minimizar o contato dos microrganismos com o oxigênio atmosférico. Dessas diluições, alíquotas de 0,1 ml foram inoculadas em placas contendo os seguintes meios de cultura e submetidos às seguintes condições de incubação (GAETTI-JARDIM JR. et al., 2012):

a) ágar de tripticaseína de soja (TAA) acrescido de 5% de sangue desfibrinado de cavalo, incubado em aerobiose, a 37° C, por 2 e 3 dias para isolamento de aeróbios e facultativos;

b) ágar Sabouraud Dextrose acrescido de 100µg/mL de cloranfenicol, incubado em aerobiose, a temperatura ambiente, por 3-7 dias para o isolamento de leveduras.

c) ágar MacConkey, a 37° C, por 2 e 3 dias para isolamento de microrganismos entéricos.

Após o isolamento dos microrganismos e obtenção de cultura pura, foram realizadas as análises morfocelular e morfocolonial dos mesmos, além do teste respiratório, para caracterizar o relacionamento dos diferentes microrganismos com o oxigênio atmosférico, e prova da catalase. A seguir procedeu-se à identificação em nível de gênero e, quando possível, nível de espécie dos isolados. A identificação microbiana foi realizada através de análise morfocolonial, morfocelular e bioquímica.

Através da Reação em Cadeia da Polimerase (PCR)

O DNA das amostras clínicas nos criotubos com água Milli Q, bem como o DNA dos microrganismos isolados por cultura, foi extraído através do "kit" RTP Spin Bacteria DNA (Invitek, GmbH, Berlin, Alemanha) segundo as especificações do fabricante e o DNA foi mantido a -196°C, até a realização das reações de amplificação. As concentrações de DNA bacteriano foram determinadas em espectrofotômetro ($A_{260\ nm}$). A presença de membros da família *Enterobacteriaceae* e dos principais microrganismos anaeróbios obrigatórios ou facultativos oportunistas (*Eikenella corrodens*[1], *Parvimonas micra*[2], *Porphyromonas gingivalis, Prevotella intermedia, Prevotella nigrescens, Tannerella forsythia, Treponema denticola*), além dos membros da classe *Mollicutes* e *Candida albicans* também foi avaliada por PCR (ASHIMOTO, et al., 1996), com iniciadores e condições de amplificação do DNA específicas para cada microrganismo (Tabela 1).

Tabela 1: Sequência de oligonucleotídeos dos iniciadores para detecção do complexo vermelho de Socransky e demais microrganismos.

Microrganismo	Oligonucleotídeos	Temp. Anel.[1]	Amplicon $(pb)^2$
C. albicans	5' GCC GGT GAC GCT CCA AGA GCT G 3' 5' CCG TGT TCA ATT GGG TAT CTC AAG GTC 3'	55°C	158
E. corrodens	5' CTA ATA CCG CAT ACG TCC TAA 3' 5' CTA CTA AGC AAT CAA GTT GCC C 3'	45°C	688
Mollicutes	5' GGG AGC AAA CAC GAT TAG ATA CCC T 3' 5' TGC ACC ATC TGT CAC TCT GTT AAC CTC 3'	55°C	270
P. gingivalis	5' AGG CAG CTT GCC ATA CTG CG 3' 5' ACT GTT AGC AAC TAC CGA TGT 3'	60°C	404
P. intermedia	5' TTT GTT GGG GAG TAA AGC GGG 3' 5' TCA ACA TCT CTG TAT CCTGCG T 3'	55°C	575
P. micra	5' TCG AAC GTG ATT TTT GTG GA 5' 5' TCC AGA GTT CCC ACC TCT 3'	55°C	1074
P. nigrescens	5' ATG AAA CAA AGG TTT TCC GGT AAG 5' CCC ACG TCT CTG TGG GCT GCG 3'	55°C	804
T. forsythia	5' GCG TAT GTA ACC TGC CCG CA 3' 5' TGC TTC AGT GTC AGT TAT ACC T 3'	60°C	641
T. denticola	5' AAG GCG GTA GAG CCG CCG CTC A 3' 5' AGC CGC TGT CGA AAA GCC CA 3'	55°C	311

[1]Temp. Anel. = Temperatura de anelamento do primer DNA da amostra;
[2]pb = pares de bases que quantificam o tamanho do amplicon formado.

A amplificação foi realizada em aparelho de PCR (Perkin Elmer, GeneAmp PCR System 2400) programado para: 1 ciclo de 94oC (5 min.); de 30 a 36

---

[1]*E. corrodens*, anaeróbio facultativo de cultivo exigente.
[2]*Parvimonas micra, Porphyromonas gingivalis, Prevotella intermedia, Prevotella nigrescens, Tannerella forsythia, Treponema denticola*: anaeróbios obrigatórios.

ciclos de 94oC (1 min.), temperatura de anelamento de cada iniciador por um tempo que varia de 30 s. a 2 min., 72°C (30s. a 2 min.) e 1 ciclo de 72°C (5 min.), para a extensão final da cadeia de DNA.

Em todas as reações foram utilizadas, como controle positivo, DNA de cepas de referência dos microrganismos estudados. Os produtos da amplificação pelo PCR eram submetidos à eletroforese em gel de agarose a 1%, corados com brometo de etídio (0,5 µg/ml) e fotografados sobre transiluminador de luz UV. Como padrão de peso molecular foi utilizado o marcador 1Kb DNA ladder (Gibco, SP).

4.6. Processamento dos componentes salivares

Na análise foram avaliadas as concentrações dos principais componentes salivares a fim de elucidar as seguintes hipóteses:

▫ A nutrição enteral altera o fluxo salivar.
▫ A nutrição enteral modifica a composição química da saliva.

No material biológico coletado foram levantadas as concentrações de cálcio, fósforo, ácido úrico, proteínas totais salivares, magnésio e atividade de amilase (CUNHA-CORREIA et al., 2014).

Foram utilizados para análise dos componentes salivares avaliados no estudo os Kits Comerciais da Labtest® sendo para o cálcio o CA Arzenazo Liquiform (Labtest Diagnostica SA, Lagoa Santa, MG, Brazil), para o fósforo o Fósforo UV Liquiform (Labtest Diagnostica SA, Lagoa Santa, MG, Brazil), de acordo com a metodologia de Daly e Ertingshausen modificada (DALY & ERTINGSHAUSEN, 1972).

28

Para a avaliação da atividade de amilase foi utilizado o kit Amilase CNPG Liquiform (Labtest Diagnostica SA, Lagoa Santa, MG, Brazil), de acordo com a metodologia do substrato Gal-G2-α-CNP (BIOCHE, 1999), para obter a concentração de ácido úrico o Ácido Úrico Liquiform (Labtest Diagnostica SA, Lagoa Santa, MG, Brazil), de acordo com a metodologia Enzimático-Trinder.

Para as proteínas totais salivares foi utilizado o kit Proteínas Totais (Labtest Diagnostica SA, Lagoa Santa, MG, Brazil), de acordo com a metodologia Biureto e para o magnésio o Magnesio (Labtest Diagnostica SA, Lagoa Santa, MG, Brazil), de acordo com metodologia da Labtest.

4.7. Protocolo de prevenção

O protocolo de prevenção em saúde bucal estabelecido para os pacientes do Grupo Gastrostomizados foi executado após a primeira coleta de material para análise microbiológica e consistiu de:

a.   Consulta odontológica mensal, na qual era realizada raspagem e aplainamento corono-radicular, com equipamento Profi II Dabi Atlante, uso de fio-dental e finalização com limpeza bucal utilizando-se gaze embebida em enxaguante bucal a base de digluconato de clorexidina a 0,12% com xilitol a 5%.

b.   Escovação dentária diária com creme dental para controle de cálculo (1x/dia), realizada pela equipe de enfermagem no período da tarde.

c.   Higiene oral com enxaguante bucal digluconato de clorexidina a 0,12% com xilitol a 5% (2x/dia), realizada pela equipe de enfermagem pela manhã e à noite.

O esquema (Esquema 1) utilizado para execução do protocolo foi afixado nas alas de atendimento clínico dos pacientes, com acesso amplo de toda a equipe de enfermagem.

Esquema 1: Protocolo de higiene oral para pacientes com nutrição enteral

ATIVIDADE	MATERIAL NECESSÁRIO	PRODUTO DE USO ORAL	FREQUENCIA
PACIENTES DENTADOS E PACIENTES EDÊNTULOS			
FISIOTERAPIA BUCAL	GAZE	DIGLUCONATO DE CLOREXIDINA A 0,12%	PACIENTES DENTADOS: 2 VEZES AO DIA (MANHÃ E NOITE)
	ANTISSÉPTICO ORAL		PACIENTES EDÊNTULOS: 3 VEZES AO DIA (MANHÃ,TARDE E NOITE)
	ABRIDOR DE MOLT		
SOMENTE PACIENTES DENTADOS			
ESCOVAÇÃO DENTAL	ESCOVA DENTAL	CREME DENTAL COLGATE TOTAL 12	1 VEZ AO DIA, NO PERÍODO DA TARDE
	CREME DENTAL		
	ABRIDOR DE MOLT		
	SUGADOR PORTÁTIL		
PASSAGEM DE FIO-DENTAL	FIO-DENTAL	FIO DENTAL MARCA A CRITÉRIO DA INSTITUIÇÃO	1 VEZ AO DIA, APÓS ESCOVAÇÃO
	ABRIDOR DE MOLT		
LIMPEZA PROFISSIONAL:	ULTRASSOM ODONTOLÓGICO PARA RASPAGEM E JATO DE BICARBONATO	BICARBONATO DE SÓDIO EM PÓ	CONSULTA MENSAL
		ÁGUA DESTILADA	
	FIO-DENTAL	FIO DENTAL MARCA A CRITÉRIO DA INSTITUIÇÃO	
	FISIOTERAPIA BUCAL COM ANTISSÉPTICO ORAL E GAZE	DIGLUCONATO DE CLOREXIDINA A 0,12%	

O protocolo estabelecido foi proposto para as duas instituições participantes do estudo, porém a Casa da Criança de Tupã não realizou as atividades solicitadas, tendo mantido a sua rotina já estabelecida de higiene oral. Somente os seis pacientes com desordens neurológicas e nutrição enteral do Hospital Neurológico Ritinha Prates participaram das atividades do protocolo de prevenção proposto (Figuras 8-12), o qual continua sendo executado na instituição.

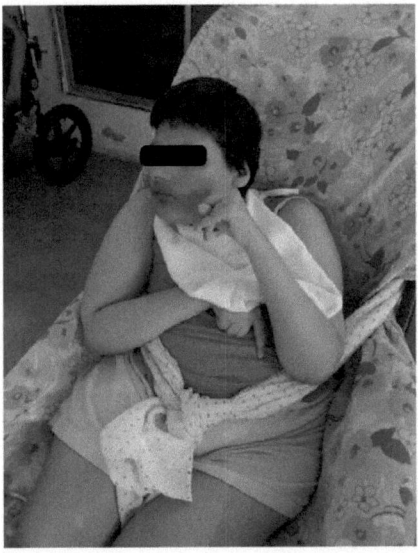

Figura 8: Paciente do Hospital Neurológico Ritinha Prates

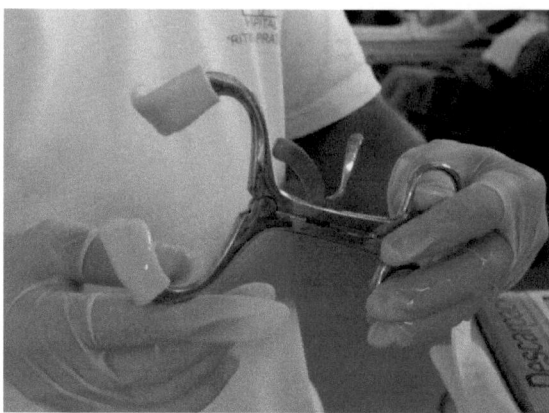

Figura 9: Abridor de Boca de Molt utilizado durante a atividade de escovação dentária e passagem de fio-dental

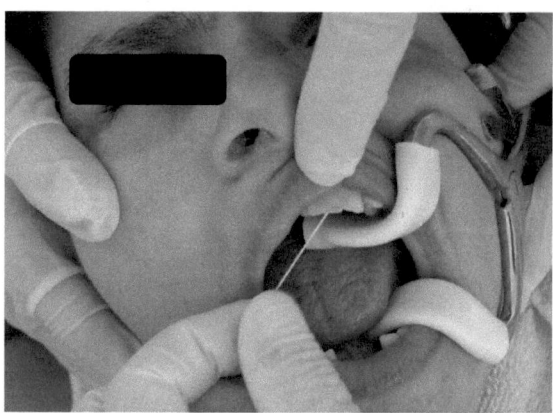

Figura 10: Uso de fio-dental

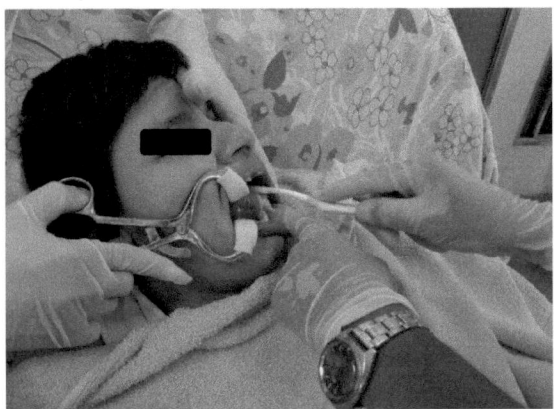

Figura 11: Escovação dentária

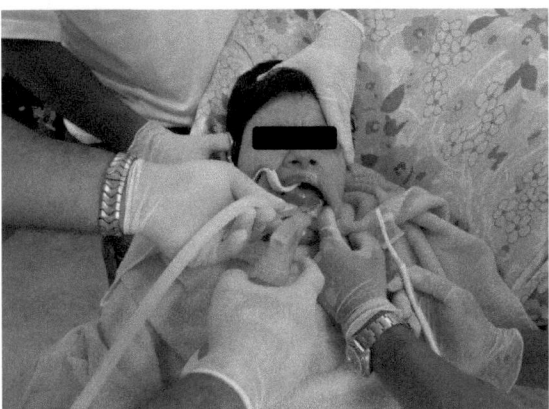

Figura 12: Enxaguando a cavidade oral com água e utilizando bomba de sucção portátil.

4.8. Análise estatística

Para análise estatística dos resultados foram utilizados os testes de correlação de Pearson, Spearman e Kendall, com níveis de significância de 1% e 5%, de acordo com o critério estabelecido.

CAPÍTULO 5 - RESULTADOS

5.1. Avaliação clínica

Os dados apresentados nas Tabelas 2 e 3 evidenciam a precariedade das condições de saúde bucal dos pacientes do GC, em virtude da presença de grande quantidade de biofilme bucal e sangramento gengival, muito prevalentes em pacientes com desordens neurológicas e alimentação por via oral. É possível observar ainda que os pacientes do GGT apresentavam grande acúmulo de cálculo dentário. Nessa mesma linha, a instituição do protocolo preventivo produziu melhoras clínicas significativas no grupo GGT, que apresentavam condições iniciais menos favoráveis.

Tabela 2: IHOS e ISG dos pacientes do GGT e do GC da análise microbiológica.

Paciente	Instituição	IHOS		ISG	
		Inicial	Final	Inicial	Final
S3	Ritinha	1,16	0,66	20%	0
S4	Ritinha	1,6	0,8	0	0
S5	Ritinha	2,16	0,16	20%	0
S7	Ritinha	1,33	0,83	10%	0
S8	Ritinha	1,83	1	30%	0
S9	Ritinha	0,8	0	20%	0
S11	C Criança	-	-	-	-
S12	C Criança	-	-	-	-
S13	C Criança	-	-	-	-
S14	C Criança	-	-	-	-
S15	C Criança	-	-	-	-
TOTAL (média)		1,48	0,575	16,6%	0,0%
C1	Ritinha	-	-	-	-
C2	Ritinha	-	0,33	-	20%
C3	Ritinha	-	0,66	-	0
C4	Ritinha	-	-	-	-
C5	Ritinha	-	-	-	-
C6	Ritinha	-	0,83	-	0
C7	Ritinha	-	-	-	-
C8	Ritinha	-	0,66	-	50%
C9	Ritinha	-	1	-	50%
C11	Ritinha	-	-	-	-
C12	Ritinha	-	1	-	50%
C13	Ritinha	-	0,5	-	50%
C15	Ritinha	-	0,5	-	40%

Tabela 3: Condição de saúde bucal dos pacientes do GGT e do GC da análise microbiológica.

Paciente	Instituição	Condição de saúde bucal inicial	Condição de saúde bucal final
S3	Ritinha	Cálculo em faces lisas e oclusais	Sem biofilme visível, sem cálculo
S4	Ritinha	Cálculo em faces lisas e oclusais	Sem biofilme visível, sem cálculo
S5	Ritinha	Cálculo em faces lisas e oclusais	Sem biofilme visível, sem cálculo
S7	Ritinha	Cálculo em faces lisas e oclusais	Sem biofilme visível, sem cálculo
S8	Ritinha	Cálculo em faces lisas e oclusais	Sem biofilme visível, sem cálculo
S9	Ritinha	Cálculo em faces lisas e oclusais	Sem biofilme visível, sem cálculo
S11	C Criança	Cálculo em faces lisas e oclusais, muito biofilme bucal, candidíase oral	C;alculo oclusal, pouco biofilme
S12	C Criança	Bruxismo, cálculo oclusal, pouco biofilme, candidíase oral	Cálculo oclusal, pouco biofilme
S13	C Criança	Mordida aberta anterior, pouco biofilme, cálculo oclusal	Cálculo oclusal, sem placa
S14	C Criança	Mordida aberta anterior, pouco biofilme, cálculo oclusal e cervical, higiene boa	Sem biofilme visível, sem cálculo
S15	C Criança	Pouco cálculo, só oclusal, sem placa	Sem biofilme visível, sem cálculo
C1	Ritinha	Muito biofilme bucal, cálculo cervical	Muito biofilme bucal, cálculo cervical
C2	Ritinha	Pouco biofilme	Pouco biofilme
C3	Ritinha	Muito biofilme bucal	Muito biofilme bucal
C4	Ritinha	Muito biofilme, cálculo cervical	Muito biofilme, cálculo cervical
C5	Ritinha	Muito biofilme bucal	Muito biofilme bucal
C6	Ritinha	Pouco biofilme	Pouco biofilme
C7	Ritinha	Pouco biofilme	Pouco biofilme
C8	Ritinha	Muito biofilme bucal	Muito biofilme bucal
C9	Ritinha	Pouco biofilme	Pouco biofilme
C11	Ritinha	Pouco biofilme	Pouco biofilme
C12	Ritinha	Pouco biofilme	Pouco biofilme
C13	Ritinha	Muito biofilme bucal, cálculo cervical	Muito biofilme bucal, cálculo cervical
C15	Ritinha	Pouco biofilme	Pouco biofilme

A análise dos dados clínicos através dos testes de correlações de Pearson, teste de Spearman e o teste de Kendall evidenciou que os indivíduos com mais idade apresentavam o CPOD mais elevado ($p < 0,05$), bem como maior ISG, tanto antes quanto após o protocolo preventivo ($p < 0,01$). Os índices CPOD e ISG também se mostraram associados ao índice IHOS, onde os detentores de melhores

36

condições de higiene foram os que apresentavam menor CPOD e ISG, antes e depois do acompanhamento realizado.

5.2. ANÁLISE MICROBIOLÓGICA POR CULTURA

Os resultados apresentados na Tabela 4 evidenciam inicialmente a ocorrência de leveduras era significativamente mais frequente entre os pacientes gastrostomizados, em relação ao grupo controle (teste de Qui-quadrado, p<0,05), enquanto a ocorrência dos integrantes da família *Enterobacteriaceae* não diferiu, entre os grupos, significativamente, no início do experimento. Após a instauração do protocolo preventivo de higienização, observou-se uma pronunciada redução na ocorrência de Leveduras Totais e uma elevação na presença de microrganismos da família Enterobacteriaceae (teste de Qui-quadrado, p<0,05).

Tabela 4: Ocorrência de Leveduras Totais e a família *Enterobacteriaceae* por amostra nos pacientes do Grupo Gastrostomizados e Grupo Controle antes e 12 meses após o início do protocolo de prevenção.

Grupos	Leveduras Totais N (%)		Família *Enterobacteriaceae* N (%)	
	A*	B**	A	B
GGT (n=11)	49 (89,0)[1]	0 (0,0)[3]	10 (18,1)[5]	35 (63,6)[7]
GC (n=13)	29 (46,0)[2]	21 (32,8)[4]	5 (7,6)[6]	14 (21,5)[8]

*: primeira coleta, realizada antes do início do protocolo de prevenção.
**: segunda coleta, realizada 12 meses após o início do protocolo de prevenção.
x= Total de dados válidos: [1]=55 amostras, [2]=63 amostras, [3]=54 amostras, [4]=64 amostras, [5]=55 amostras, [6]=55 amostras, [7]=65 amostras, [8]=65 amostras.

A Tabela 5 evidencia, separando por espécime clínico, que a ocorrência de leveduras, no início do experimento, é maior no grupo dos pacientes

37

gastrostomizados em relação ao controle, mas essa diferença se inverte com a instituição dos protocolos preventivos (teste de Qui-quadrado, p<0,05). A significância estatística, considerando-se os espécimes clínicos isoladamente, é menor em função do pequeno número de amostras do grupo de pacientes estudados.

Tabela 5: Ocorrência de Leveduras Totais nos pacientes do Grupo Gastrostomizados e Grupo Controle antes e 12 meses após o início do protocolo de prevenção. Agrupados todos os resultados obtidos com os diferentes espécimes clínicos por amostras coletadas.

	LevedurasTotais N (%)									
	Saliva		Mucosa		Orofaringe		Biofime Supra		Biofilme Sub	
Grupo	A*	B*	A	B	A	B	A	B	A	B
GGT (n=11)	5(45,4)	0(0,0)	11(100,0)	0(0,0)	11(100,0)	0(0,0)	11(100,0)	0(0,0)	11(100,0)	0(0,0)
GC (n=13)	8(61,5)	4(30,7)	8(61,5)	6(46,1)	6(46,1)	3(23,0)	5(38,4)[a]	5(38,4)	2(16,6)[a]	3(25,0)

*: primeira coleta, realizada antes do início do protocolo de prevenção.
**: segunda coleta, realizada 12 meses após o início do protocolo de prevenção.
[a]= 12 amostras.

Os dados apresentados na Tabela 6 carecem de significância estatística quando avaliados isoladamente, em função do número pequeno de amostras de cada espécime clínico, mas que, quando reunidos, mostram um aumento na colonização por microrganismos entéricos da família *Enterobacteriaceae* após a instituição dos protocolos preventivos.

Tabela 6: Ocorrência de membros da família *Enterobacteriaceae* nos pacientes do Grupo Gastrostomizados e Grupo Controle antes e 12 meses após o início do protocolo de prevenção. Agrupados todos os resultados obtidos com os diferentes espécimes clínicos por amostras coletadas.

	Família *Enterobacteriaceae* N (%)									
	Saliva		Mucosa		Orofaringe		Biofime Supra		Biofilme Sub	
Grupo	**A***	**B****	**A**	**B**	**A**	**B**	**A**	**B**	**A**	**B**
GGT (n=11)	1(9,0)	8(72,7)	2(18,1)	9(81,8)	4(36,3)	9(81,8)	2(18,1)	5(45,4)	1(9,0)	4(36,3)
GC (n=13)	3(23,0)	4(30,7)	1(7,6)	3(23,0)	1(7,6)	4(30,7)	0(0,0)	2(15,3)	0(0,0)	1(7,6)

*: primeira coleta, realizada antes do início do protocolo de prevenção.
**: segunda coleta, realizada 12 meses após o início do protocolo de prevenção.

5.3. ANÁLISE MICROBIOLÓGICA POR PCR

Os resultados estão apresentados em forma de tabelas, contemplando a presença de microorganismos do complexo vermelho de Socransky, ligados à presença de doenças periodontais e os demais microrganismos estudados nos diferentes espécimes clínicos coletados.

A Tabela 7 é referente aos anaeróbios Gram-negativos que compõem o complexo vermelho de Socransky, onde se verifica que a ocorrência de *P. gingivalis* é maior no grupo controle do que entre os pacientes gastrostomizados (teste de Qui-quadrado, *p*<0,05), enquanto a ocorrência de *T. forsythia* e *T. denticola* mostrou-se semelhante nos dois grupos.

Tabela 7 – Ocorrência de microrganismos do complexo vermelho de Socransky nos pacientes do Grupo Gastrostomizados e Grupo Controle. Agrupados todos os resultados obtidos com os diferentes espécimes clínicos.

Grupos	Microrganismo N (%)^x		
	P. gingivalis	*T. forsythia*	*T. denticola*
GGT (n=11)	12 (10,9)^1	14 (12,7)^3	53 (48,1)^5
GC (n=13)	51 (39,5)^2	21 (16,4)^4	82 (63,5)^6

^{x}= Total de dados válidos: ^{1}=110 amostras, ^{2}=129 amostras, ^{3}=110 amostras, ^{4}=128 amostras, ^{5}=110 amostras, ^{6}=129 amostras.

Para os demais microrganismos avaliados por PCR, observa-se, na Tabela 8, que entre os pacientes gastrostomizados há maior ocorrência de *E. corrodens*, mas uma menor presença de *P. nigrescens* (teste de Qui-quadrado, $p<0,05$), não tendo sido detectadas diferenças significantes para os demais microrganismos.

Tabela 8 – Ocorrência dos microrganismos avaliados nos grupos Gastrostomizados e grupo Controle. Dados referentes a todos os espécimes clínicos reunidos.

Grupos	Microrganismos N (%)^x					
	C. albicans	*E. corrodens*	*Mollicutes*	*P. micra*	*P. intermedia*	*P. nigrescens*
GGT (n=11)	12 (10,9)^1	59 (53,6)^3	38 (34,8)^5	0 (0,0)^7	25 (26,3)^9	10 (9,0)^{11}
GC (n=13)	19 (14,6)^2	31 (25,0)^4	32 (26,4)^6	2 (1,5)^8	34 (26,9)^{10}	37 (29)^{12}

^{x}= Total de dados válidos: ^{1}=110 amostras, ^{2}=130 amostras, ^{3}=110 amostras, ^{4}=124 amostras, ^{5}=109 amostras, ^{6}=121 amostras, ^{7}=110 amostras, ^{8}=129 amostras, ^{9}=95 amostras, ^{10}=126 amostras, ^{11}=110 amostras, ^{12}=129 amostras

Os dados relativos à ocorrência de *C. albicans*, obtidos por PCR (Tabela 9), são complementares aos dados apresentados nas Tabelas 4 e 5, obtidos por cultura. Comparand0-se essas tabelas é possível verificar que muitas das amostras positivas por PCR para *C. albicans* também apresentavam outras espécies de levedura, que foram designadas, coletivamente, nas tabelas anteriores, de "leveduras totais". Considerando-se apenas os dados de *C. albicans*, o protocolo preventivo não interferiu significativamente com a ocorrência e distribuição desse patógeno oportunista.

Tabela 9 – Ocorrência de *C. albicans* nos grupos Gastrostomizados e grupo Controle antes e 12 meses após o início do protocolo de prevenção. Agrupados todos os resultados obtidos com os diferentes espécimes clínicos por amostras coletadas.

	C. albicans N (%)									
	Saliva		Mucosa		Orofaringe		Biofime Supra		Biofilme Sub	
Grupo	A	B	A	B	A	B	A	B	A	B
GGT (n=11)	0(0,0)	0(0,0)	0(0,0)	3(27)	0(0,0)	2(18,1)	3(27,2)	1(9,0)	2(18,1)	1(9,0)
GC (n=13)	1(7,6)	1(7,6)	2(15,3)	1(7,6)	1(7,6)	1(7,6)	3(23,0)	1(7,6)	4(31)	4(30,7)

A: primeira coleta, realizada antes do início do protocolo de prevenção.
B: segunda coleta, realizada 12 meses após o início do protocolo de prevenção.

Quando os resultados para cada um dos principais anaeróbios do complexo vermelho são individualizados, como a Tabela 10 para *P. gingivalis*, Tabela 11 para *T. forsythia* e Tabela 12 para *T. denticola*, verifica-se que o biofilme microbiano, supra e subgengival são as principais fontes de contaminação da saliva, mucosa e orofaringe dos pacientes [Teste de Correlação de Spearman ($p<0,05$ a $p<0,01$)].

Para *P. gingivalis* (Tabela 10), a ocorrência nos pacientes gastrostomizados esteve basicamente restrita aos biofilmes e saliva, enquanto no grupo controle esse anaeróbio produtor de pigmento preto pode ser detectado em parcela bastante significativa das amostras de orofaringe e mucosa. Em função do pequeno número de amostras não foi possível determinar se a instituição de um protocolo preventivo de atendimento e higienização teve influência sobre a presença desse anaeróbio nos grupos estudados.

41

Tabela 10 – Ocorrência de *P. gingivalis* nos grupos Gastrostomizados e grupo Controle antes e 12 meses após o início do protocolo de prevenção. Agrupados todos os resultados obtidos com os diferentes espécimes clínicos por amostras coletadas.

	P. gingivalis N (%)									
	Saliva		Mucosa		Orofaringe		Biofime Supra		Biofilme Sub	
Grupo	A	B	A	B	A	B	A	B	A	B
GGT (n=11)	3(27,2)	1(9,0)	0(0,0)	0(0,0)	0(0,0)	1(9,0)	3(27,2)	0(0,0)	2(18,1)	2(18,1)
GC (n=13)	3(23,0)	6(46,1)	4(30,7)	5(38,4)	6(46,1)	6(46,1)	5(41,6)[a]	5(38,4)	7(53,8)	4(30,7)

A: primeira coleta, realizada antes do início do protocolo de prevenção.
B: segunda coleta, realizada 12 meses após o início do protocolo de prevenção.
[a]= somente 12 amostras

Para *T. forsythia* o mesmo fenômeno relatado para P. gingivalis pode ser observado, mas, nesse caso, sem diferenças entre os dados obtidos dos pacientes gastrostomizados e do grupo controle (Tabela 11). Da mesma forma, em função do número de amostras não foi possível concluir, para *T. forsythia* e *T. denticola,* os efeitos do protocolo de higiene bucal.

Tabela 11 – Ocorrência de *T. forsythia* nos grupos Gastrostomizados e grupo Controle antes e 12 meses após o início do protocolo de prevenção. Agrupados todos os resultados obtidos com os diferentes espécimes clínicos por amostras coletadas.

	T. forsythia N (%)									
	Saliva		Mucosa		Orofaringe		Biofime Supra		Biofilme Sub	
Grupo	A	B	A	B	A	B	A	B	A	B
GGT (n=11)	0(0,0)	0(0,0)	0(0,0)	1(9,0)	0(0,0)	1(9,0)	3(27,2)	3(27,2)	4(36,3)	2(18,1)
GC (n=13)	2(15,3)	1(7,6)	1(7,6)	0(0,0)	1(7,6)	1(7,6)	1(9,0)[a]	2(15,3)	7(53,8)	5(38,4)

A: primeira coleta, realizada antes do início do protocolo de prevenção.
B: segunda coleta, realizada 12 meses após o início do protocolo de prevenção.
[a]= somente 11 amostras

Para *T. denticola* (Tabela 12), observou-se um aumento na ocorrência desse microrganismo após a implementação do protocolo preventivo, principalmente nas amostras oriundas de orofaringe, mucosa (teste de Qui-quadrado, $p<0,01$) e biofilme supragengival (teste de Qui-quadrado, $p<0,05$), mas esse aumento só se faz presente nos dados do grupo de gastrostomizados.

Tabela 12 – Ocorrência de *T. denticola* nos grupos Gastrostomizados e grupo Controle antes e 12 meses após o início do protocolo de prevenção. Agrupados todos os resultados obtidos com os diferentes espécimes clínicos por amostras coletadas.

	T. denticola N (%)									
	Saliva		**Mucosa**		**Orofaringe**		**Biofime Supra**		**Biofilme Sub**	
Grupo	**A**	**B**	**A**	**B**	**A**	**B**	**A**	**B**	**A**	**B**
GGT (n=11)	3(27,2)	3(27,2)	3(27,2)	5(45,4)	6(54,5)	9(81,8)	3(27,2)	9(81,8)	5(45,4)	7(63,6)
GC (n=13)	5(38,4)	7(53,8)	7(53,8)	6(46,1)	5(38,4)	11(84,6)	10(83,3)[a]	8(61,5)	12(92,3)	11(84,5)

A: primeira coleta, realizada antes do início do protocolo de prevenção.
B: segunda coleta, realizada 12 meses após o início do protocolo de prevenção.
[a]= somente 12 amostras

A ocorrência de *E. corrodens* (Tabela 13) foi significativamente maior nos pacientes gastrostomizados, em comparação com o grupo controle, sendo que observou-se um aumento dessa distribuição no grupo especial após a implementação do protocolo preventivo (teste de Qui-quadrado, $p<0,05$), a despeito das modestas dimensões da amostra.

Tabela 13 – Ocorrência de *E. corrodens* nos grupos Gastrostomizados e grupo Controle antes e 12 meses após o início do protocolo de prevenção. Agrupados todos os resultados obtidos com os diferentes espécimes clínicos por amostras coletadas.

	E. corrodens N (%)									
	Saliva		Mucosa		Orofaringe		Biofime Supra		Biofilme Sub	
Grupo	A	B	A	B	A	B	A	B	A	B
GGT (n=11)	2(18,1)	8(72,7)	3(27,2)	9(81,8)	2(18,1)	10(90,9)	5(45,4)	10(90,9)	2(18,1)	8(72,7)
GC (n=13)	0(0,0)	3(23,0)	3(25,0)[a]	4(30,7)	1(7,6)	1(7,6)	3(30,0)[b]	8(61,5)	4(36,3)[c]	4(30,7)

A: primeira coleta, realizada antes do início do protocolo de prevenção.
B: segunda coleta, realizada 12 meses após o início do protocolo de prevenção.
[a]= somente 12 amostras, [b]= somente 10 amostras, [c]= somente 11 amostras

No caso da classe *Mollicutes*, observa-se (Tabela 14) que sua distribuição nos dois grupos de pacientes é semelhante, em quase todos os espécimes clínicos, com exceção da orofaringe, onde sua ocorrência é significativamente mais elevada no grupo de gastrostomizados (teste de Qui-quadrado, $p<0,05$), independentemente do protocolo instituído.

Tabela 14 – Ocorrência de *Mollicutes* nos grupos Gastrostomizados e grupo Controle antes e 12 meses após o início do protocolo de prevenção. Agrupados todos os resultados obtidos com os diferentes espécimes clínicos por amostras coletadas.

	Mollicutes N (%)									
	Saliva		Mucosa		Orofaringe		Biofime Supra		Biofilme Sub	
Grupo	A	B	A	B	A	B	A	B	A	B
GGT (n=11)	2(18,1)	1(9,0)	3(27,2)	5(45,4)	7(63,6)	8(72,7)	1(9,0)	5(45,4)	5(45,4)	1(10,0)[e]
GC (n=13)	2(15,3)	2(16,6)[a]	5(38,4)	3(30,0)[b]	5(38,4)	1(8,3)[c]	2(16,6)[d]	5(38,4)	4(30,7)	3(27,2)

A: primeira coleta, realizada antes do início do protocolo de prevenção.
B: segunda coleta, realizada 12 meses após o início do protocolo de prevenção.
[a]= somente 12 amostras, [b]= somente 10 amostras, [c]= somente 12 amostras, [d]= somente 12 amostras, [e]= somente 10 amostras

Outros microrganismos, como os anaeróbios Gram-positivos da espécie *P. micra*, foram raramente detectados, nos pacientes de ambos os grupos, como apresentado na Tabela 15.

Tabela 15 – Ocorrência de *P. micra* nos grupos Gastrostomizados e grupo Controle antes e 12 meses após o início do protocolo de prevenção. Agrupados todos os resultados obtidos com os diferentes espécimes clínicos por amostras coletadas.

	P. micra N (%)									
	Saliva		Mucosa		Orofaringe		Biofime Supra		Biofilme Sub	
Grupo	A	B	A	B	A	B	A	B	A	B
GGT (n=11)	0(0,0)	0(0,0)	0(0,0)	0(0,0)	0(0,0)	0(0,0)	0(0,0)	0(0,0)	0(0,0)	0(0,0)
GC (n=13)	0(0,0)	0(0,0)	0(0,0)	0(0,0)	0(0,0)	0(0,0)	0(0,0)[a]	1(7,6)	0(0,0)	1(7,6)

A: primeira coleta, realizada antes do início do protocolo de prevenção.
B: segunda coleta, realizada 12 meses após o início do protocolo de prevenção.
[a]= somente 12 amostras

A ocorrência de *P. intermedia*, outro anaeróbio Gram-negativo periodontopatogênico, foi semelhante nos dois grupos de pacientes, sendo que o protocolo preventivo reduziu sua distribuição nas amostras de biofilme e saliva, onde é encontrado com maior frequência (Tabela 16). Para *P. nigrescens* essas relações não foram detectadas, mas sua ocorrência foi reduzida no grupo controle, sendo que entre os pacientes gastrostomizados sua distribuição foi bastante restrita (Tabela 17).

Tabela 16 – Ocorrência de *P. intermedia* nos grupos Gastrostomizados e grupo Controle antes e 12 meses após o início do protocolo de prevenção. Agrupados todos os resultados obtidos com os diferentes espécimes clínicos por amostras coletadas.

	P. intermedia N (%)									
	Saliva		Mucosa		Orofaringe		Biofime Supra		Biofilme Sub	
Grupo	A	B	A	B	A	B	A	B	A	B
GGT (n=11)	5(50,0)[a]	1(9,0)	2(22,2)[c]	1(9,0)	0(0,0)	3(27,2)	3(27,2)	0(0,0)	7(70,0)[e]	3(27,2)
GC (n=13)	3(30,0)[b]	1(7,6)	3(23,0)	1(7,6)	0(0,0)	1(7,6)	6(50,0)[d]	4(30,7)	9(69,2)	6(46,1)

A: primeira coleta, realizada antes do início do protocolo de prevenção.
B: segunda coleta, realizada 12 meses após o início do protocolo de prevenção.
[a]= somente 10 amostras, [b]= somente 10 amostras, [c]= somente 9 amostras, [d]= somente 12 amostras, [e]= somente 10 amostras

Tabela 17 – Ocorrência de *P. nigrescens* por amostra nos grupos Gastrostomizados e grupo Controle antes e 12 meses após o início do protocolo de prevenção. Agrupados todos os resultados obtidos com os diferentes espécimes clínicos por amostras coletadas.

	P. nigrescens N (%)									
	Saliva		Mucosa		Orofaringe		Biofime Supra		Biofilme Sub	
Grupo	A	B	A	B	A	B	A	B	A	B
GGT (n=11)	1(9,0)	1(9,0)	0(0,0)	2(18,1)	1(9,0)	2(18,1)	1(9,0)	0(0,0)	1(9,0)	1(9,0)
GC (n=13)	1(7,6)	0(0,0)	4(30,7)	1(7,6)	2(15,3)	1(7,6)	9(75,0)[a]	5(38,4)	9(69,2)	5(38,4)

A: primeira coleta, realizada antes do início do protocolo de prevenção.
B: segunda coleta, realizada 12 meses após o início do protocolo de prevenção.
[a]= somente 12 amostras

Quanto aos dados microbiológicos, os testes de correlação de Pearson, Spearman e Kendall mostraram resultados similares e evidenciaram associações estatisticamente significativas entre a composição da microbiota estudada e os demais parâmetros.

Inicialmente, verificou-se uma estabilidade de colonização da maioria dos microrganismos testados, onde a ocorrência nas amostras iniciais estava normalmente associada à presença dos mesmos nas amostras finais, mesmo com a implementação do protocolo preventivo.

Pelo teste de correlações de Pearson e os testes de Spearman e Kendall verifica-se relação inversa entre a presença de *P. intermedia* na saliva, mucosa e biofilme e o índice de IHOS, tanto antes como depois da instituição do protocolo, o mesmo tendo sido observado para *P. gingivalis* (teste de correlações, $p<0,05$ a $p<0,01$). A ocorrência desses anaeróbios também mostrou-se mais elevada em indivíduos de mais idade, o mesmo ocorrendo com a presença subgengival e supragengival de *P. gingivalis* e *T. forsythia* (teste de correlações de Pearson, $p<0,01$) e a ocorrência de *E. corrodens* no sulco (teste de correlações de Pearson, $p<0,01$). A presença de *T. forsythia* ainda foi potencializada pelo consumo de medicamentos com ação psicotrópica (teste de correlações de Spearman, $p<0,05$).

E. corrodens ainda teve sua presença na cavidade bucal potencializada pelo consumo de medicamentos psicotrópicos ou com atividade antimicrobiana (teste de correlações de Pearson, $p<0,01$).

Não foram observadas associações entre as espiroquetas da espécie *T. denticola* e os parâmetros clínicos avaliados.

A presença de bastonetes anaeróbios produtores de pigmento preto (*P. intermedia, P. nigrescens* ou *P. gingivalis*) no sulco gengival, biofilme supragengival e saliva esteve ligada à presença de sangramento gengival (teste de correlações, $p<0,05$), sendo que a presença de *P. intermedia* também foi mais frequente nos pacientes com CPOD mais elevado no final do período de estudo (teste de correlações de Spearman, $p<0,05$).

O consumo de drogas antimicrobianas esteve associado à presença de membros da família *Enterobacteriaceae* (teste de correlações de Spearman, $p<0,01$) e de *P. nigrescens* (teste de correlações de Spearman, $p<0,05$), a qual também esteve associada a sangramento gengival.

47

A utilização de medicação psicotrópica mostrou associação negativa com a ocorrência de leveduras na boca dos pacientes (teste de correlações, $p < 0,01$) e a ocorrência dessas leveduras foi mais elevada nos pacientes com maior índice CPOD (teste de correlações de Spearman, $p < 0,01$). Por outro lado, esses fungos foram mais frequentes em pacientes idosos, com maior CPOD final e com higiene oral mais precária (teste de correlações de Spearman, $p < 0,01$).

Os microrganismos da classe *Mollicutes* mostraram relação positiva com o consumo de drogas com efeitos psicotrópicos (teste de correlações de Kendall, $p < 0,01$) e antimicrobianos/antibióticos sistêmicos (teste de correlações de Kendall, $p < 0,01$) e ainda com sangramento gengival (teste de correlações de Pearson, $p < 0,01$).

5.4. ANÁLISE DOS COMPONENTES SALIVARES

Para avaliação dos resultados desta análise deve ser considerada a legenda a seguir:

- o   CG: Control Group (Grupo Controle)
- o   NTFG: Non Tube-fed Group (Grupo Não-Gastrostomizados)
- o   TFG: Tube-Fed Group (Grupo Gastrostomizados)

Os resultados estão apresentados em forma de gráficos (Figuras 13-19) e tabelas (Tabela 18), conforme CUNHA-CORREIA et al. (2014), contemplando o fluxo salivar e a concentração dos componentes salivares analisados nas amostras coletadas dos voluntários do grupo controle (CG), pacientes com desordens neurológicas e alimentação por via oral (NTFG) e dos pacientes com desordens neurológicas e nutrição enteral (TFG). De acordo com o gráfico a seguir, não houve diferença significante na taxa de fluxo salivar entre os grupos avaliados.

48

Fluxo salivar (mL/min):

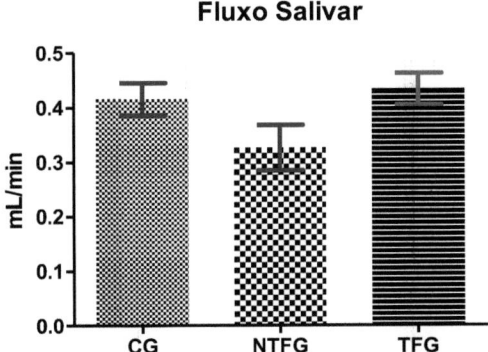

Figura 13. Fluxo salivar de indivíduos sem desordens neurológicas (CG), com desordens neurológicas e alimentação por via oral (NTFG) e pacientes com desordens neurológicas e nutrição enteral (TFG). Valores expressos como média ± desvio padrão. ANOVA com Teste de Tukey. Não significativo entre os grupos.

Concentração de ácido úrico (mg/dL)

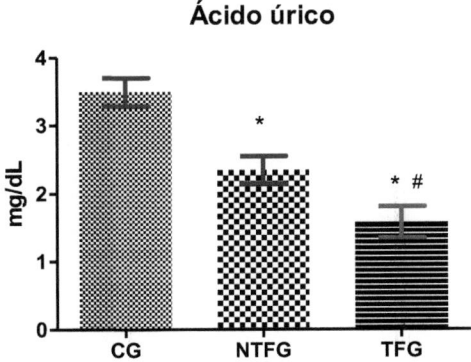

Figura 14. Concentração de ácido úrico de indivíduos sem desordens neurológicas (CG), com desordens neurológicas e alimentação por via oral (NTFG) e pacientes com desordens neurológicas e nutrição enteral (TFG). Valores expressos como média ± desvio padrão. ANOVA com Teste de Tukey. *$p < 0,05$ em relação a CG; # $p < 0,05$ em relação a NTFG.

Concentração de amilase salivar (U/L)

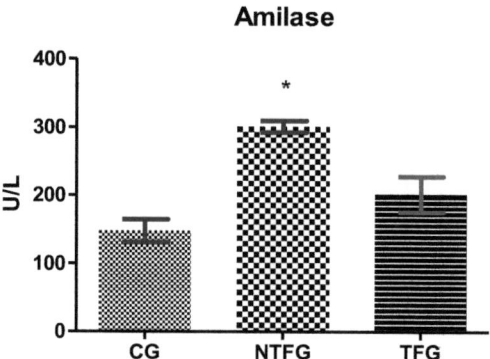

Figura 15. Atividade da amilase de indivíduos sem desordens neurológicas (CG), com desordens neurológicas e alimentação por via oral (NTFG) e pacientes com desordens neurológicas e nutrição enteral (TFG). Valores expressos como média ± desvio padrão. ANOVA com Teste de Tukey. *$p<0,05$ em relação a CG e TFG; Não significativo TFG em relação a CG.

Concentração de cálcio (mg/dL):

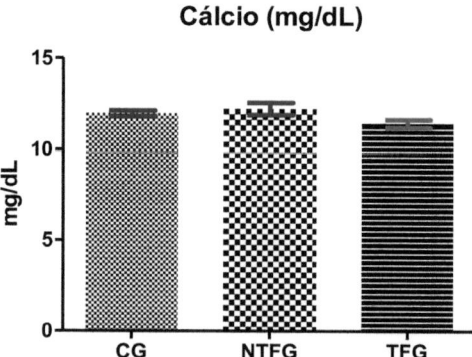

Figura 16. Concentração de cálcio de indivíduos sem desordens neurológicas (CG), com desordens neurológicas e alimentação por via oral (NTFG) e pacientes com desordens neurológicas e nutrição enteral (TFG). Valores expressos como média ± desvio padrão. ANOVA com Teste de Tukey. Não significativo entre os grupos.

Concentração de fósforo (mg/dL):

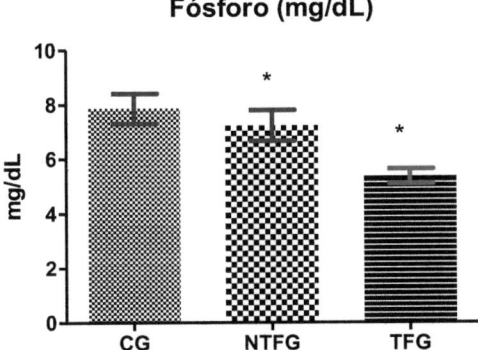

Figura 17. Concentração de fósforo de indivíduos sem desordens neurológicas (CG), com desordens neurológicas e alimentação por via oral (NTFG) e pacientes com desordens neurológicas e nutrição enteral (TFG). Valores expressos como média ± desvio padrão. ANOVA com Teste de Tukey. *$p<0,05$ em relação a CG.

Concentração de magnésio (mg/dL):

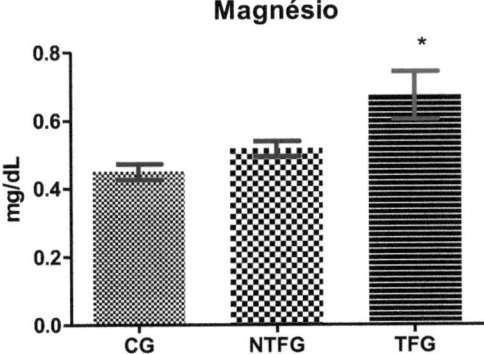

Figura 18. Concentração de magnésio de indivíduos sem desordens neurológicas (CG), com desordens neurológicas e alimentação por via oral (NTFG) e pacientes com desordens neurológicas e nutrição enteral (TFG). Valores expressos como média ± desvio padrão. ANOVA com Teste de Tukey. *$p<0,05$ em relação a CG e NTFG; Não significativo NTFG em relação a CG.

Concentração de proteínas totais (g/dL):

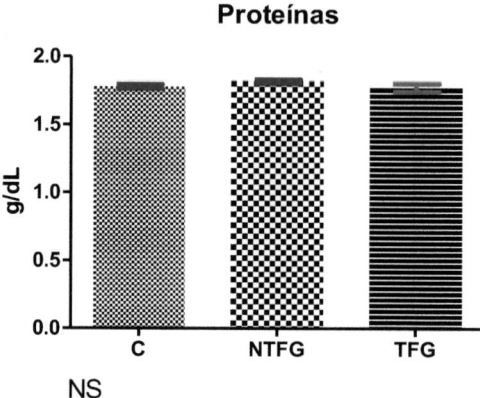

Figura 19. Concentração de proteínas totais de indivíduos sem desordens neurológicas (CG), com desordens neurológicas e alimentação por via oral (NTFG) e pacientes com desordens neurológicas e nutrição enteral (TFG). Valores expressos como média ± desvio padrão. ANOVA com Teste de Tukey. Não significativo entre os grupos.

Os pacientes do grupo gastrostomizados apresentaram atividade de amilase (37% de aumento em TFG, quando comparado somente a GC, com $p<0,05$) e magnésio (49% e 30% mais elevado em TFG em relação a CG e NTFG, com p, $<0,05$ e $p<0,05$, respectivamente) significantemente elevada, enquanto as concentrações de ácido úrico (redução de 220% e 150% em TFG, contra CG e NTFG, respectivamente) estavam reduzidas no mesmo grupo. De acordo com a Tabela 18 é possível observar a acentuação dos parâmetros salivares nos pacientes com nutrição enteral.

Tabela18. Média e erro padrão da média de parâmetros bioquímicos da saliva total não estimulada a partir de indivíduos sem desordens neurológicas (CG), com desordens neurológicas e alimentação por via oral (NTFG) e com desordens neurológicas e nutrição enteral (TFG).

Parâmetros	GC(n=14)	NTFG(n=15)	TGF(n=15)
Taxa de Fluxo Salivar (Ml/min)	0,416 ± 0,030	0,327 ± 0,041	0,0434 ± 0,029
Proteína total salivar (g/dL)	1,778 ± 0,016	1,818 ± 0,014	1,773 ± 0,028
Amilase (U/L)	147,8 ± 16,70	301,1 ± 8,32*	201,6 ± 26,08*
Ácido úrico (mg/dL)	3,493 ± 0,210	2,344 ± 0,204*	1,575 ± 0,233*, †
Cálcio (mg/dL)	11,98 ± 0,151	12, 23 ± 0,338	11,43 ± 0,211
Fósforo (mg/dL)	7, 868 ± 0,543	7, 228 ± 0,571	5,351 ± 0,275*, †
Magnésio (mg/dL)	0,451 ± 0,023	0, 517± 0,022	0,673 ± 0,070*, †

* $P < 0,05$ versus CG; † $P < 0,05$ versus NTFG

Capítulo 6 - Discussão

Na última década o cirurgião-dentista passou a vivenciar uma rotina pouco comum no segmento odontológico: trabalhar em equipe multidisciplinar, em instituição de saúde especializada em cuidados crônicos ou de cunho hospitalar, com pacientes extremamente dependentes na realização de suas atividades de vida diária, tais como alimentação, vestuário e principalmente atividades de higiene corporal e higiene oral.

Nestes locais, a importância do atendimento odontológico profissional e da motivação da equipe de enfermagem para a realização de uma atividade de higiene bucal diária e supervisionada é indispensável (MOJON, 2002; ABE et al., 2006; ADACHI et al., 2007; SARIN et al., 2008; ISHIKAWA et al., 2008; BASSIM et al., 2008). Em se tratando do paciente com desordens neurológicas, que em sua maioria ainda apresenta outras deficiências associadas, como a auditiva, visual, perda total ou parcial da fala, além de movimentos involuntários bruscos, solicitar a realização da higiene bucal pode, por vezes, determinar o início de uma "sessão de tortura", tanto para o paciente quanto para o seu "algoz" cuidador, em virtude da não colaboração do paciente ou até mesmo da desmotivação da equipe.

Ainda que exista um empenho por parte da equipe odontológica e de enfermagem dentro do ambiente hospitalar ou institucional na promoção de saúde bucal de pacientes dependentes, é fato que alguns pacientes, que não se alimentam por via oral, por terem sido submetidos à cirurgia de gastrostomia ou jejunostomia, a fim de terem providas as suas necessidades nutricionais que outrora não mais o eram pela via oral normal, muitas vezes apresentam um peculiar e muito característico acúmulo de cálculo dentário, de cor amarelo-claro a ouro, bastante enrijecido e aderido às superfícies dentárias, recobrindo faces lisas e oclusais, sendo de difícil remoção com instrumento cortante manual e destacando-se como placas quando do uso de ponta ultrassônica. Indagações sobre esta alteração surgiram principalmente pelo fato desses pacientes não mais se alimentarem pela boca, mas ainda assim apresentarem acúmulo de cálculo dentário abundante, apesar do pouco ou nenhum acúmulo de biofilme bucal e da baixa atividade de cárie dentária (DYMENT et al., 1999).

A mudança no status da mastigação de pacientes submetidos à nutrição enteral causa impacto nos mecanismos enzimáticos e não enzimáticos salivares (MIZOCK, 2007; CUNHA-CORREIA et al., 2014), incluindo mecanismos imunológicos (LAFORCE et al., 1976) e, por conseguinte, interfere com a sucessão ecológica microbiana na cavidade oral (JAWADI et al., 2004; MIZOCK, 2007; TAKESHITA et al., 2011). Nesse sentido, vários fatores podem levar à contaminação da orofaringe por microrganismos associados a processos sépticos graves (PACE & MCCULLOUGH, 2010; GUDE et al., 2012), particularmente em pacientes com nutrição enteral exclusiva (MIZOCK, 2007). Dentre esses fatores predisponentes no grupo GGT, a diminuição do fluxo salivar (TURESKY et al., 1992; LIEM et al., 1996; JONSSON et al., 2000) pela ausência de contato com os alimentos (CUNHA-CORREIA et al., 2014) pode ser um fator que delimita o aumento da colonização oral por bactérias Gram-negativas, em particular as anaeróbias obrigatórias (TAKESHITA et al., 2009; GAETTI-JARDIM Jr et al., 2011, TAKESHITA et al, 2011). Entretanto, no presente estudo, a despeito da literatura acima mencionada não se observou uma modificação significativa na produção de saliva total, sugerindo que aspectos qualitativos da secreção salivar podem ser relevantes nessa condição, como anteriormente descrito (SUMI et al., 2002; GARCIA, 2005; CUNHA-CORREIA et al., 2014).

A maior ocorrência de leveduras nos pacientes gastrostomizados também pode refletir a debilidade orgânica desses pacientes, particularmente no início da terapia com nutrição enteral, uma vez que os fungos se comportam como patógenos oportunistas (OKUDA et al., 2005), além do maior acúmulo de cálculo dentário nos primeiros dias da terapia enteral (DICKS & BANNING, 1991), constituindo um ambiente bastante propício à proliferação desses microrganismos. Os pacientes com higiene oral precária evidenciaram maior ocorrência de *C. albicans*, como também observado por Adachi et al. (2007), para pacientes idosos. Por outro lado, nos pacientes com maior índice CPOD, a maior ocorrência desses fungos pode refletir a capacidade desses oportunistas em colonizarem materiais diversos, como polímeros sintéticos (SKUPIEN et al, 2013), ambientes com pH ácido e cavidades de cárie (GHASEMPOUR et al, 2011), embora nesses pacientes a presença de dentes cariados se mostrasse incomum, em função do tratamento restaurador previamente realizado.

A presença de membros da família *Enterobacteriaceae* não diferiu entre os grupos. Esses patógenos entéricos são capazes de produzir infecções generalizadas, principalmente envolvendo o sistema excretor, respiratório e cardiovascular (DEL PELOSO et al., 2010), estando entre as principais causas de infecções nosocomiais (PAJU & SACANNAPIECO, 2007; PACE & MCCULLOUGH, 2010).

A ocorrência desses microrganismos entéricos Gram-negativos aumentou após o emprego de antimicrobianos de amplo espectro (amoxicilina, amoxicilina / ácido clavulânico, levofloxacina, ciproflaxacina) utilizados em função de infecções oportunistas graves. Nesses mesmos pacientes, também observou-se um significativo aumento na ocorrência de *E. corrodens*, classe *Mollicutes* e *P. nigrescens*. Essas alterações podem refletir a reconhecida resistência a antimicrobianos apresentada pelas enterobactérias, em particular aos macrolídeos e β-lactâmicos (ROLAIN & CORNAGLIA, 2014), o que pode explicar parcialmente o fenômeno observado. *P. nigrescens* merece destaque entre os microrganismos anaeróbios bucais pela sua capacidade de produzir β-lactamases de amplo espectro de ação (RAMS et al., 2013).

Uma vez que esse processo se dá na intimidade do biofilme, é possível que outros microrganismos sejam beneficiados pela presença dessas bactérias resistentes, como *E. corrodens* e a classe *Mollicutes*, por vezes implicados em processos inflamatórios (NETO et al., 2013). Além desse aspecto, a menor susceptibilidade da classe *Mollicutes* aos antimicrobianos (BÉBÉAR et al., 2011) pode ter colaborado para que a ocorrência inicial nos pacientes gastrostomizados (63,6%) tenha se mantido mesmo com a instituição do protocolo preventivo, onde 72,7% apresentavam a classe *Mollicutes* na orofaringe.

A despeito do efeito da alimentação por via oral sobre as condições de higiene bucal, possivelmente facilitando a implantação de anaeróbios obrigatórios, como *P. gingivalis, T. forsythia* e *P. nigrescens*, não foram observadas diferenças significativas entre esses grupos e a higiene bucal. Nesse particular, o maior acúmulo de cálculo no grupo GGT e de biofilme no grupo controle possivelmente favoreceram sobremaneira a ocorrência desses anaeróbios, como também relatado por Zhuang et al. (2014) para pacientes com periodontite agressiva e baixos níveis de higiene, dificultando a comparação entre os grupos de pacientes.

A maior prevalência de *T. forsythia* e *E. corrodens* em pacientes que fizeram uso de medicação psicotrópica também merece destaque, principalmente pelo efeito que essas medicações têm na homeostase corporal e na produção de saliva (CUNHA-CORREIA et al., 2014), bem como pelo envolvimento destes mesmos organismos em quadros inflamatórios bucais e infecções graves, notadamente a pneumonia aspirativa (OKUDA et al., 2005; SCANNAPIECO & PAJU, 2007).

P. gingivalis, P. intermedia, T. forsythia, and *T. denticola* têm sido associadas ao desenvolvimento de inflamação periodontal (DÉCAILLET et al., 2014; LOOZEN et al., 2014) e infecções oportunistas, principalmente em pacientes hospitalizados (TAKESHITA, 2011; VAN DER MAAREL-WIERINK et al., 2013). Nesta presente investigação, *T. denticola* não estava relacionada aos sintomas clínicos, como relatado por Zhuang et al. (2014), que estudaram pacientes os quais não passavam por procedimentos de higiene oral e apresentavam periodontite crônica. Todavia, *P. gingivalis* e os outros anaeróbios foram mais frequentes em pacientes com inflamação periodontal nos pacientes do GGT e GC, como também já descrito em pacientes críticos. Esta bactéria é capaz de estabelecer relações positivas com *T. forsythia*, *T. denticola* e anaeróbios produtores de pigmento preto (Pradhan-PALIKHE et al., 2013; Loozen et al., 2014), tais como as espécies *Prevotella* (Loozen et al., 2014), como também foi observado no presente inquérito. Este consórcio microbiano é frequentemente detectado em pacientes que apresentam inflamação e perda de inserção gengival (DÉCAILLET et al., 2014; Loozen et al., 2014).

O biofilme e o cálculo dentário são os reservatórios mais significativos de anaeróbios na boca. Assim sendo, os controles químico e mecânico devem ser priorizados em todos os protocolos clínicos direcionados a pacientes com desordens neurológicas, a fim de impedir a aspiração microbiana e sepse (SARIN et al., 2008; Bassim et al., 2008; KUSAHARA et al., 2012). Além disso, gengivite e periodontite severas e poderiam agir como sítios de disseminação de tais agentes patogênicos, facilitando a ocorrência de pneumonia nosocomial (TAKESHITA, 2011; VAN DER MAAREL-WIERINK et al., 2013), principalmente em pacientes institucionalizados.

O reconhecimento do papel do biofilme bucal como fonte de microrganismos envolvidos em infecções graves resultou em estudos que buscassem viabilizar a prevenções desses quadros sépticos em pacientes com cuidados intensivos, particularmente por meio do digluconato de clorexidina a 0,12% (MUNRO et al., 2009; ZHANG et al., 2013) e xilitol, um edulcorante artificial, capaz de pode aumentar as propriedades antimicrobianas da solução de digluconato de clorexidina (SÖDERLING et al., 2011; BAHADOR et al., 2012;), além de mascarar o sabor metálico inerente a esse agente, constituindo procedimento considerados eficientes no controle da microbiota bucal (ZHANG et al., 2013; BATISTA et al, 2014).

No presente estudo, o protocolo preventivo produziu redução na prevalência de *P. intermedia* e, em menor extensão, dos demais anaeróbios obrigatórios, mas promoveu uma elevação na ocorrência de membros da família *Enterobacteriaceae* nos pacientes do grupo GGT, possivelmente porque esses microrganismos, principalmente no interior de biofilmes estruturados, possuem menor susceptibilidade ao digluconato de clorexidina (LAM et al., 2012), o que justifica o aprimoramento da remoção mecânica do biofilme, facilitando a ação dos agentes químicos no agregados microbianos remanescentes. O protocolo evidenciou uma melhora clínica acentuada quanto ao fator "acúmulo de cálculo" e "sangramento gengival", além de reduzir significativamente a prevalência de leveduras nos pacientes do GGT, como também observado para outros grupos de pacientes (MOJON, 2002; ABE et al., 2006; ADACHI et al., 2007; SARIN et al., 2008; ISHIKAWA et al., 2008; BASSIM et al., 2008).

Em nosso estudo, o protocolo de prevenção instituído evidenciou uma melhora clínica bastante acentuada (Tabelas 1 e 2, ANEXO H e ANEXO I, respectivamente), o que reduziu significativamente a prevalência de leveduras nos pacientes do GGT, corroborando com inúmeros trabalhos na literatura que avaliaram a redução de microrganismos patogênicos após a instituição de protocolos de saúde bucal (MOJON, 2002; ABE et al., 2006; ADACHI et al., 2007; SARIN et al., 2008; ISHIKAWA et al., 2008; BASSIM et al., 2008). No entanto os microrganismos da família *Enterobacteriaceae* não apresentaram tanta sensibilidade ao protocolo, de forma semelhante ao que observaram Leibovitz et al. em 2003 (a).

A ocorrência de leveduras no início do experimento foi maior no GGT em relação ao GC, mas essa diferença se inverte com a instituição dos protocolos preventivos. Considerando-se apenas os dados de *C. albicans* obtidos por PCR, o protocolo preventivo não interferiu significativamente com a ocorrência e distribuição desse patógeno.

Apesar da instituição do protocolo de prevenção houve um aumento na colonização por microrganismos entéricos da família *Enterobacteriaceae*.

A ocorrência de *P. gingivalis* maior no GC do que entre os pacientes do GGT provavelmente está relacionada à presença de biofilme dental, a qual está diretamente ligada à presença de resíduos alimentares na cavidade oral.

Nos resultados apresentados em relação aos principais anaeróbios do complexo vermelho de Socransky, *P. gingivalis, T. forsythia* e *T. denticola,* a importância do biofilme microbiano, supra e subgengival como principais fontes de contaminação da saliva, mucosa e orofaringe dos pacientes ficou evidente.

Em função do pequeno número de amostras não foi possível determinar se a instituição de um protocolo preventivo de atendimento e higienização teve influência sobre a presença de *P. gingivalis, T. forsythia* e *T. denticola* nos grupos estudados.

Em relação à classe *Mollicutes,* sua ocorrência foi significativamente mais elevada no GGT do que no GC. Para *P. intermedia* foi possível notar que o protocolo preventivo reduziu sua distribuição nas amostras de biofilme e saliva, onde é encontrado com grande frequência. Já *P. micra,* e *P. nigrescens* tiveram uma distribuição bastante restrita entre os pacientes gastrostomizados.

O uso de medicações clínicas, antibióticos e psicotrópicos mostrou correlação positiva com a presença de *T. forsythia, Mollicutes* e *E. corrodens, tanto* nos pacientes do GGT quanto dos pacientes do GC.

Segundo Brown (2007), a pneumonia é uma das infecções sérias mais comuns, causando morbidade e mortalidade significantes, ambas em indivíduos saudáveis e debilitados. O autor ainda afirma que qualquer método de prevenção da pneumonia deve ter um benefício substancial e implicações importantes para os cuidados de saúde prestados.

Neste estudo, a instituição de um protocolo de prevenção em saúde bucal apresentou resultados clínicos satisfatórios e foi efetivo no controle de algumas espécies microbianas, reduzindo o conteúdo bucal e orofaríngeo contaminado, e podendo colaborar com a redução do risco de pneumonia aspirativa nos pacientes com desordens neurológicas e nutrição enteral, podendo melhorar a qualidade e expectativa de vida destes indivíduos (SCANNAPIECO & HO, 2001; SCANNAPIECO, 2006; PAJU & SCANNAPIECO, 2007).

A facilidade de armazenamento e coleta não-traumática são aspectos atraente da saliva, especialmente para crianças e pacientes com desordens neurológicas, quando possíveis repetições de coletas são necessárias. A composição da proteína salivar reflete também o processamento do sinal celular que resulta da influência diária do meio ambiente, bem como a partir de estresse agudo ou crônico (CHAVES NETO et al., 2011).

O ácido úrico é o produto de degradação terminal do catabolismo da purina e contribui para a capacidade antioxidante do sangue e de saliva. No entanto, a enzima responsável por sua produção também gera radicais livres e vários estudos têm mostrado que o ácido úrico pode agir como um agente pró-inflamatório e pró-oxidante (LIPI et al., 2008). Soukup et al. (2012) observaram a concentração de ácido úrico salivar significativamente elevado em pacientes com síndrome metabólica e sugerem que o mesmo pode ser um biomarcador útil para o monitoramento não-invasivo de risco cardiometabólico. Leibovitz et al. (2003), em um estudo comparando pacientes idosos com e sem nutrição enteral obtiveram maiores concentrações salivares de sódio, cloreto e amilase nos indivíduos que estavam com nutrição enteral exclusiva, enquanto os valores de fósforo, magnésio e ácido úrico foram menores neste grupo. Em 2004 os mesmos autores mostraram uma redução de 50% dos níveis de ácido úrico em pacientes alimentados por tubo naso-gástrico.

A análise de traços de metais na saliva ainda tem alguns problemas, tais como diferentes composições salivares, frequente contaminação de amostras por sangue, concentrações muito baixas de analitos, a falta de um método padrão de análise, e a ausência de valores de referência confiáveis (BARBOSA et al, 2005;

61

ESTEBAN & CASTANO, 2009). Há variações das concentrações de cátions salivares em diferentes estados fisiológicos ou patológicos. Tem sido demonstrado que os pacientes com periodontite apresentam conteúdo de cálcio diminuído na saliva da parótida (KURANER et al., 1991).

O magnésio e outros cátions bivalentes têm ações importantes a nível celular. O Mg^{+2} é necessário para uma gama muito ampla de reações celulares, incluindo todas as transferências de fósforo, e a sua privação inibe todos os componentes da resposta coordenada (GRĂDINARU et al., 2007).

A ingestão da saliva e posteriormente a sua absorção no trato intestinal inicia um círculo vicioso entre a secreção salivar de fosfato e absorção de fosfato em jejum, agravando assim a hiperfosfatemia, a qual está associada à calcificação cardiovascular e aumento da mortalidade por doenças cardiovasculares (SAVICA et al., 2011).

Em nosso estudo os pacientes do grupo gastrostomizados apresentaram atividade de amilase (37% de aumento em TFG, quando comparado somente a GC, com $p < 0,05$) e magnésio (49% e 30% mais elevado em TFG em relação a CG e NTFG, com p, $< 0,05$ e $p < 0,05$, respectivamente) significantemente elevada, enquanto as concentrações de ácido úrico (redução de 220% e 150% em TFG, contra CG e NTFG, respectivamente) e fósforo estavam reduzidas no mesmo grupo. Estas alterações salivares, de acordo com nossos resultados, podem ter sido acentuadas pelo uso de nutrição enteral, o que poderia aumentar o risco de desenvolvimento de doenças bucais.

Observamos em nossos resultados uma redução significativa da concentração de ácido úrico salivar em pacientes com nutrição enteral, o que está de acordo com os achados de Leibovitz et al. (2003), o qual associou esta diminuição à presença de flora patogênica. De acordo com Pereira (2007), pacientes que não recebem qualquer alimento ou bebida por via oral apresentam aumento na concentração de amilase salivar, corroborando com nossos resultados. Todavia, segundo a autora, seria improvável que isto beneficie o crescimento bacteriano. Na verdade, o aumento na concentração de amilase salivar pode representar um mecanismo de defesa à contaminação de patógenos na cavidade bucal de pacientes hospitalizados (PEREIRA, 2007).

Ao realizarmos esta pesquisa, pudemos observar a importância dos cuidados com a saúde bucal na melhora da qualidade de vida e saúde geral de pessoas que dependem de cuidados de terceiros. Assim sendo, tanto os membros da família ou os profissionais da área de saúde que deles cuidam, são os que mais precisam ser motivados educacionalmente pelo cirurgião-dentista, principalmente quando o cuidador é responsável por um paciente com desordens neurológicas e nutrição enteral.

CAPÍTULO 7 - CONCLUSÃO

Baseados na metodologia utilizada e nos resultados verificados, foi possível concluir que:

✓ Pacientes com desordens neurológicas e nutrição enteral apresentam alteração em sua microbiota residente, havendo maior prevalência de leveduras totais e enterobactérias nestes indivíduos.

✓ A nutrição enteral acentua as alterações na composição salivar de pacientes com desordens neurológicas, o que pode conduzir ao aumento da susceptibilidade a doenças da cavidade bucal nesta população estudada.

✓ O protocolo de prevenção em saúde bucal estabelecido foi eficiente na melhora dos índices clínicos de saúde bucal e pode ser uma ferramenta de motivação para promoção de saúde e prevenção de distúrbios respiratórios em pacientes com desordens neurológicas e nutrição enteral.

REFERÊNCIAS

1. American Association on Intellectual and Developmental Disabilities. Intellectual Disability: Definition, Classification and Systems of Support, 11th edition, 2010.

2. Abe S, Ishihara K, Adachi M, Okuda K. Oral hygiene evaluation for effective oral care in preventing pneumonia in dentate elderly. Arch Gerontol Geriatr. 2006 Jul-Aug;43(1):53-64. Epub 2005 Nov 4.

3. Adachi M, Ishihara K, Abe S, Okuda K. Professional oral health care by dental hygienists reduced respiratory infections in elderly persons requiring nursing care. Int J Dent Hyg. 2007 May;5(2):69-74.

4. Ames, N. J. (2011). Evidence to Support Tooth Brushing in Critically Ill Patients. *American Journal of Critical Care, 20*, 242-250, doi:10.4037/ajcc2011120

5. Anzano MA, Lamb AJ, Olson JA. Impaired salivary gland secretory function following the induction of rapid, synchronous vitamin A deficiency in rats. J Nutr. 1981 Mar;111(3):496-504.

6. APAE-SP. Manual TODOS PELOS DIREITOS. 2011, in: http://www.apaesp.org.br/todospelosdireitos/SitePages/manual_direitos.pdf

7. Ashimoto, A., Chen, C., Bakker, I., & Slots, J. (1996). Polymerase chain reaction detection of 8 putative periodontal pathogens in subgingival plaque of gingivitis and advanced periodontitis lesions. *Oral Microbiology and Immunology, 11*, 266-273.

8. Ayars GH, Altman LC, Fretwell MD. Effect of decreased salivation and pH on the adherence of Klebsiella species to human buccal epithelial cells. Infect Immun. 1982 Oct;38(1):179-82.

9. Bahador, A., Lesan, S., & Kashi, N. (2012). Effect of xylitol on cariogenic and beneficial oral streptococci: a randomized, double-blind crossover trial. *Iranian Journal of Microbiology, 4*, 75-81.

10. Barbosa F Jr, Tanus-Santos JE, Gerlach RF, Parsons PJ. A critical review of biomarkers used for monitoring human exposure to lead: advantages, limitations, and future needs. Environ Health Perspect. 2005 Dec;113(12):1669-74.

11. Bassim CW, Gibson G, Ward T, Paphides BM, Denucci DJ. Modification of the risk of mortality from pneumonia with oral hygiene care. J Am Geriatr Soc. 2008 Sep;56(9):1601-7. Epub 2008 Aug 4.

12. Batista, A. L, Lins, R. D., de Souza Coelho, R., do Nascimento Barbosa, D., Moura Belém, N., Alves Celestino, F. J. (2014). Clinical efficacy analysis of the mouth rinsing with pomegranate and chamomile plant extracts in the gingival bleeding reduction. *Complementary Therapies in Clinical Practice, 20*, 93-98. doi: 10.1016/j.ctcp.2013.08.002. Epub 2013.

13. Battino M, Ferreiro MS, Gallardo I, Newman HN, Bullon P. The antioxidant capacity of saliva. J Clin Periodontol. 2002 Mar;29(3):189-94.

14. Bébéar, C., Pereyre, S., Peuchant, O. (2011). Mycoplasma pneumoniae: susceptibility and resistance to antibiotics. *Future Microbiology, 6*, 423-31. doi: 10.2217/fmb.11.18.

15. Botti Rodrigues Santos MT, Siqueira, WL, Nicolau J. Amylase and peroxidase activities and sialic acid concentration in saliva of adolescents with cerebral palsy. Quintessence International. 2007 June;38(6):467-472.

16. Brown JS Oral biofilms, periodontitis and pulmonary infections. Oral Dis. 2007 Nov;13(6):513-4.

17. Chaves Neto, AH, Sassaki KT, Nakamune ACMS. Protein phosphatase activities in the serum and saliva of healthy children. RPG Rev Pós Grad 2011;18(2):90-5.

18. Chong SK. Gastrointestinal problems in the handicapped child. Curr Opin Pediatr. 2001 Oct;13(5):441-6.

19. Coelho, R., Gusmão, E., Grangeiro, E., Barbosa, M., Lima, T., & Cimões, R. (2009). Índice de Sangramento à Sondagem como parâmetro de avaliação do tratamento básico periodontal. *International Journal of Dentistry, 7*, 166-172.

20. Conferência Internacional sobre Deficiência Intelectual, na cidade de Montreal – Canadá, 05 e 06 de outubro de 2004, Organização Pan-americana de Saúde e Organização Mundial de Saúde (OPM/OMS). Disponível em <http://www.defnet.org.br/decl_montreal.htm>.

21. Cunha-Correia, A. S., Neto, A. H., Pereira, A. F., Aguiar, S. M., & Nakamune, A. C. (2014). Enteral nutrition feeding alters antioxidant activity in unstimulated whole saliva composition of patients with neurological disorders. *Research in Developmental Disabilities, 35*, 1209-1215. doi: 10.1016/j.ridd.2014.03.003. Epub 2014.

22. Daly JA, Ertingshausen G. Direct method for determining inorganic phosphate in serum with the "CentrifiChem". Clin Chem. 1972 Mar;18(3):263-5.

23. Décaillet, F., Giannopoulou, C., Cionca, N., Almaghlouth, A., & Mombelli, A. (2012). Microbial profiles of patients seeking treatment for periodontitis. Influence of origin, smoking and age? *Schweizer Monatsschrift für Zahnmedizin, 122*, 198-204.

24. Decker, E. M., Maier, G., Axmann, D., Brecx, M., & von Ohle, C. (2008). Effect of xylitol/chlorhexidine versus xylitol or chlorhexidine as single rinses

on initial biofilm formation of cariogenic streptococci. *Quintessence International, 39*, 17-22.

25. Del Peloso, P. F., Barros, M. F. L., & Santos, F. A. (2010). Sepse por Serratia marcescens KPC. *Jornal Brasileiro de Patologia e Medicina Laboratorial, 46*, 365-367.

26. DeRiso AJ 2nd, Ladowski JS, Dillon TA, Justice JW, Peterson AC. Chlorhexidine gluconate 0.12% oral rinse reduces the incidence of total nosocomial respiratory infection and nonprophylactic systemic antibiotic use in patients undergoing heart surgery. Chest. 1996 Jun;109(6):1556-61.

27. Dicks JL, Banning JS. Evaluation of calculus accumulation in tube-fed, mentally handicapped patients: the effects of oral hygiene status. Spec Care Dentist. 1991 May-Jun;11(3):104-6.

28. Dyment HA, Casas MJ. Dental care for children fed by tube: a critical review. Spec Care Dentist. 1999 Sep-Oct;19(5):220-4.

29. Esteban M, Castaño A. Non-invasive matrices in human biomonitoring: a review. Environ Int. 2009 Feb;35(2):438-49. Epub 2008 Oct 31.

30. Faveri M, Figueiredo LC, Duarte PM, Mestnik, MJ, Mayer MPA, Feres M. Microbiological profile of untreated subjects with localized aggressive periodontitis. J Clin Periodontol. 2009 36 739-749.

31. Gaetti-Jardim Jr, E., Nakano, V., Wahasugui, T. C., Cabral, F. C., Gamba, R., & Avila-Campos, M. J. (2008). Occurrence of yeasts, enterococci and other enteric bacteria in subgingival biofilm of HIV-positive patients with chronic gingivitis and necrotizing periodontitis. *Brazilian Journal of Microbiology, 39*, 257-261. doi: 10.1590/S1517-838220080002000011. Epub 2008.

32. Gaetti-Jardim Jr, E., Ciesielski, F. I., de Sousa, F. R., Nwaokorie, F., Schweitzer, C. M., & Avila-Campos, M. J. (2011). Occurrence of yeasts, pseudomonads and enteric bacteria in the oral cavity of patients undergoing

head and neck radiotherapy. *Brazilian Journal of Microbiology, 42*, 1047-1055. Epub 2011.

33. Gaetti-Jardim Jr E, Monti LM, Ciesielski FIN, Gaetti-Jardim EC, Okamoto AC, Schweitzer CM, Avila-Campos MJ. Subgingival microbiota from Cebus apella (capuchin monkey) with different periodontal conditions, Anaerobe. 18 (2012) 263-269.

34. Garcia, R. (2005). A review of the possible role of oral and dental colonization on the occurrence of health care-associated pneumonia: underappreciated risk and a call for interventions. American Journal of Infection Control, 33, 527-541.

35. Ghasempour, M., Sefidgar, S. A., Eyzadian, H., & Gharakhani, S. (2011). Prevalence of candida albicans in dental plaque and caries lesion of early childhood caries (ECC) according to sampling site. Caspian Journal of Internal Medicine, 2, 304-308.

36. Grădinaru I, Ghiciuc CM, Popescu E, Nechifor C, Mândreci I, Nechifor M. Blood plasma and saliva levels of magnesium and other bivalent cations in patients with parotid gland tumors. Magnes Res. 2007 Dec;20(4):254-8.

37. Gude, D., Koduganti, R. R., Prasanna, S. J., & Pothini, L. R. (2012). Mouth: A portal to the body. Dental Research Journal (Isfahan), 9, 659-64.

38. Ishikawa A, Yoneyama T, Hirota K, Miyake Y, Miyatake K. Professional oral health care reduces the number of oropharyngeal bacteria. J Dent Res. 2008 Jun;87(6):594-8.

39. Jawadi, A. H., Casamassimo, P. S., Griffen, A., Enrile, B., & Marcone, M. (2004). Comparison of oral findings in special needs children with and without gastrostomy. Pediatric Dentistry, 26, 283-288.

40. Jonsson R, Haga HJ, Gordon TP. Current concepts on diagnosis, autoantibodies and therapy in Sjögren's syndrome. Scand J Rheumatol. 2000;29(6):341-8.

41. Karincaoglu Y, Batcioglu K, Erdem T, Esrefoglu M, Genc M. The levels of plasma and salivary antioxidants in the patient with recurrent aphthous stomatitis. J Oral Pathol Med. 2005 Jan;34(1):7-12.

42. Kebschull, M., & Papapanou, P.N. (2011). Periodontal microbial complexes associated with specific cell and tissue responses. Journal of Clinical Periodontology, 38, 17–27.

43. Klein, F. K., & Dicks, J. L. (1984). Evaluation of accumulation of calculus in tube-fed mentally handicapped patients. The Journal of the American Dental Association, 108, 352-354.

44. Koeman M, van der Ven AJ, Hak E, Joore HC, Kaasjager K, de Smet AG, Ramsay G, Dormans TP, Aarts LP, de Bel EE, Hustinx WN, van der Tweel I, Hoepelman AM, Bonten MJ. Oral decontamination with chlorhexidine reduces the incidence of ventilator-associated pneumonia. Am J Respir Crit Care Med. 2006 Jun 15;173(12):1348-55. Epub 2006 Apr 7.

45. Kuraner T, Beksac MS, Kayakirilmaz K, Cağlayan F, Onderoğlu LS, Ozgünes H.Biol Trace Elem Res. 1991 Oct;31(1):43-9. Serum and parotid saliva testosterone, calcium, magnesium, and zinc levels in males, with and without periodontitis.

46. Kusahara, D. M., Friedlander, L. T., Peterlini, M. A., & Pedreira, M. L. (2012). Oral care and oropharyngeal and tracheal colonization by Gram-negative pathogens in children. Nursing in Critical Care, 17, 115-122. doi: 10.1111/j.1478-5153.2012.00494.x. Epub 2012

47. Labeau, S. O., Van de Vyver, K., Brusselaers, N., Vogelaers, D., & Blot, S. I. (2011). Prevention of ventilator-associated pneumonia with oral antiseptics: a

systematic review and meta-analysis. The Lancet. Infectious diseases, 11, 845-854. doi: 10.1016/S1473-3099(11)70127-X. Epub 2011.

48. Laforce FM, Hopkins J, Trow R, Wang WL. Human oral defenses against gram-negative rods. Am Rev Respir Dis. 1976 Nov;114(5):929-35.

49. Lam, O. L., McGrath, C., Li, L. S., & Samaranayake, L. P. (2012). Effectiveness of oral hygiene interventions against oral and oropharyngeal reservoirs of aerobic and facultatively anaerobic gram-negative bacilli. American Journal of Infection Control, 40, 175-182. doi: 10.1016/j.ajic.2011.03.004. Epub 2011.

50. Langmore SE, Terpenning MS, Schork A, Chen Y, Murray JT, Lopatin D. (1998). Predictors of aspiration pneumonia: how important is dysphagia? Dysphagia, 13(2), 69–81.

51. Leibovitz A, Plotnikov G, Habot B, Rosenberg M, Segal R. Pathogenic colonization of oral flora in frail elderly patients fed by nasogastric tube or percutaneous enterogastric tube. J Gerontol A Biol Sci Med Sci. 2003a Jan;58(1):52-5.

52. Leibovitz A, Plotnikov G, Habot B, Rosenberg M, Wolf A, Nagler R, Graf E, Segal R. Saliva secretion and oral flora in prolonged nasogastric tube-fed elderly patients. Isr Med Assoc J. 2003b May;5(5):329-32.

53. Leibovitz A, Nagler R, Plotnikov G, Habot B, Segal R. Biochemical, immunological and enzymatic components of saliva in prolonged naso-gastric-fed elderly patients. Aging Clin Exp Res. 2004 Dec;16(6):457-60.

54. Levine MJ. Salivary macromolecules. A structure/function synopsis. Ann N Y Acad Sci. 1993 Sep 20;694:11-6.

55. Liem IH, Olmos RA, Balm AJ, Keus RB, van Tinteren H, Takes RP, Muller SH, Bruce AM, Hoefnagel CA, Hilgers FJ. Evidence for early and persistent impairment of salivary gland excretion after irradiation of head and neck tumours. Eur J Nucl Med. 1996 Nov;23(11):1485-90.

56. Lippi G, Montagnana M, Franchini M, Favaloro EJ, Targher G.The paradoxical relationship between serum uric acid and cardiovascular disease. Clin Chim Acta. 2008 Jun;392(1-2):1-7. Epub 2008 Mar 7.

57. Littleton NW, McCabe RM, Carter CH. Studies of oral health in persons nourished by stomach tube. II. Acidogenic properties and selected bacterial components of plaque material. Arch Oral Biol. 1967 May;12(5):601-9.

58. Loozen, G., Ozcelik, O., Boon, N., De Mol, A., Schoen, C., Quirynen, M., & Teughels, W. (2014). Inter-bacterial correlations in subgingival biofilms: a large-scale survey. Journal of Clinical Periodontology, 41, 1-10. doi: 10.1111/jcpe.12167. Epub 2013.

59. McMurray DN, Rey H, Casazza LJ, Watson RR. Effect of moderate malnutrition on concentrations of immunoglobulins and enzymes in tears and saliva of young Colombian children. Am J Clin Nutr. 1977 Dec;30(12):1944-8.

60. Melvin JE. Saliva and dental diseases. Curr Opin Dent. 1991 Dec;1(6):795-801.

61. Miller CS, Foley JD, Bailey AL, Campell CL, Humphries RL, Christodoulides N, Floriano PN, Simmons G, Bhagwandin B, Jacobson JW, Redding SW, Ebersole JL, McDevitt JT. Current developments in salivary diagnostics. Biomark Med. 2010 Feb;4(1):171-89.

62. Mizock, B. A. (2007). Risk of aspiration in patients on enteral nutrition: frequency, relevance, relation to pneumonia, risk factors, and strategies for risk reduction. Current Gastroenterology Reports, 9, 338-344.

63. Mojon P. Oral health and respiratory infection. J Can Dent Assoc. 2002 Jun;68(6):340-5.

64. Möller, A. J. (1966). Microbiological examination of root canals and periapical tissues of human teeth. Methodological studies. Odontologisk Tidskrift, 20, 1-380.

65. Munro CL, Grap MJ, Jones DJ, McClish DK, Sessler CN. Chlorhexidine, toothbrushing, and preventing ventilator-associated pneumonia in critically ill adults. Am J Crit Care. 2009 Sep;18(5):428-37; quiz 438.

66. Nagler RM, Klein I, Zarzhevsky N, Drigues N, Reznick AZ. Characterization of the differentiated antioxidant profile of human saliva. Free Radic Biol Med. 2002a Feb 1;32(3):268-77.

67. Nagler RM, Hershkovich O, Lischinsky S, Diamond E, Reznick AZ. Saliva analysis in the clinical setting: revisiting an underused diagnostic tool. J Investig Med. 2002b May;50(3):214-25.

68. Neto, A. H. C., Sassaki, K. T., & Nakamune, A. C. S. M. (2011). Protein phosphatase activities in the serum and saliva of healthy children. Revista de Pós-Graduação Faculdade de Odontologia da Universidade de São Paulo, 18, 90–95.

69. Neto, R. L., Marques, L. M., Guimarães, A. M., Yamaguti, M., Oliveira, R. C., Gaetti-Jardim Jr, E., Medina, A. O., Sanfilippo, L. F., & Timenetsky, J. (2013). Frequency of different human mollicutes species in the mucosa of the oropharynx, conjunctiva, and genitalia of free-ranging and captive capuchin monkeys (Cebus spp.). American Journal of Primatology, 75, 973-8. doi: 10.1002/ajp.22164, Epub 2013.

70. Okuda, K., Kimizuka, R., Abe, S., Kato, T., & Ishihara, K. (2005). Involvement of periodontopathic anaerobes in aspiration pneumonia. Journal of Periodontology, 76 (11 Suppl), 2154-2160.

71. Pace, C. C., & McCullough, G. H. (2010). The association between oral microorgansims and aspiration pneumonia in the institutionalized elderly: review and recommendations. Dysphagia. 25, 307-322. doi: 10.1007/s00455-010-9298-9. Epub 2010.

72. Paju S, Scannapieco FA. Oral biofilms, periodontitis, and pulmonary infections. Oral Dis. 2007 Nov;13(6):508-12.

73. Pancorbo-Hidalgo PL, García-Fernandez FP, Ramírez-Pérez C. Complications associated with enteral nutrition by nasogastric tube in an internal medicine unit. J Clin Nurs. 2001 Jul;10(4):482-90.

74. Pereira, AC. Atividade da amilase e ácido úrico salivar em pacientes submetidos à nutrição enteral exclusiva. 2007. Tese (Mestrado em Patologia Clínica) – Universidade Federal do Triângulo Mineiro, Uberaba, MG, 2007. 71f.

75. Pradhan-Palikhe, P., Mäntylä, P., Paju, S., Buhlin, K., Persson, G. R., Nieminen, M. S., Sinisalo, J., & Pussinen, P. J. (2013). Subgingival bacterial burden in relation to clinical and radiographic periodontal parameters. Journal of Periodontology, 84, 1809-1817. doi: 10.1902/jop.2013.120537. Epub 2013.

76. Rams, T. E., Degener, J. E., & van Winkelhoff, A. J. (2013). Prevalence of β-lactamase-producing bacteria in human periodontitis. Journal of Periodontal Research, 48, 493-9. doi: 10.1111/jre.12031, Epub 2012.

77. Ramseier C.A. et al., Identification of pathogen and host-response markers correlated with periodontal disease, J Periodontol. 80 (2009) 436-446.

78. Reed UC. Neurologia: noções básicas sobre a especialidade http://www.fm.usp.br/pdf/neurologia.pdf

79. Rolain, J. M., & Cornaglia, G. (2014). Carbapenemases in Enterobacteriaceae: the magnitude of a worldwide concern. Clinical Microbiology and Infection, 20, 819-820. doi: 10.1111/1469-0691.12737. [Epub ahead of print]

80. Santos MT, Batista R, Guaré RO, Leite MF, Ferreira MC, Durão MS, Nascimento OA, Jardim JR. Salivary osmolality and hydration status in children with cerebral palsy. J Oral Pathol Med. 2011 Aug;40(7):582-6.

81. Santos PSS, Mello WR, Wakim RCS, Paschoal, MAG. Uso de Solução Bucal com Sistema Enzimático em Pacientes Totalmente Dependentes de Cuidados em Unidade de Terapia Intensiva. Revista Brasileira de Terapia Intensiva 2008 Abril/Junho; 20(2).

82. Sarin J, Balasubramaniam R, Corcoran AM, Laudenbach JM, Stoopler ET. Reducing the risk of aspiration pneumonia among elderly patients in long-term care facilities through oral health interventions. J Am Med Dir Assoc. 2008 Feb;9(2):128-35.

83. Sassaki RK. Inclusão. Construindo uma sociedade para todos . 7. ed. – Rio de Janeiro: WVA, 2006. 176 p

84. Savica V, Calò LA, Santoro D, Monardo P, Santoro G, Muraca U, Davis PA, Bellinghieri G. Salivary glands: a new player in phosphorus metabolism. J Ren Nutr. 2011 Jan;21(1):39-42.

85. Scannapieco FA. Role of oral bacteria in respiratory infection. J Periodontol. 1999 Jul;70(7):793-802.

86. Scannapieco FA, Ho AW. Potential associations between chronic respiratory disease and periodontal disease: analysis of National Health and Nutrition Examination Survey III. J Periodontol. 2001 Jan;72(1):50-6.

87. Scannapieco FA. Pneumonia in nonambulatory patients. The role of oral bacteria and oral hygiene. J Am Dent Assoc. 2006 Oct;137 Suppl:21S-25S.

88. Skupien, J. A., Valentini, F., Boscato, N., & Pereira-Cenci, T. (2013). Prevention and treatment of Candida colonization on denture liners: a systematic review. The Journal of Prosthetic Dentistry, 110, 356-62, doi: 10.1016/j.prosdent.2013.07.003. Epub 2013.

89. Sleigh G, Brocklehurst P. Gastrostomy feeding in cerebral palsy: a systematic review. Arch Dis Child. 2004 Jun;89(6):534-9.

90. Socransky SS, Haffajee AD, Cugini MA, Smith C, Kent Jr RL, Microbial complexes in subgingival plaque, J Clin Periodontol. 25 (1998) 134-144.

91. Söder, B., Meurman, J. H., & Söder, P.Ö. (2014). Dental calculus is associated with death from heart infarction. BioMed Research International [electronic resource], Volume 2014, Article ID 569675, 5 pages. doi: 10.1155/2014/569675. Epub 2014.

92. Söderling, E., Hirvonen, A., Karjalainen, S., Fontana, M., Catt, D., & Seppä, L. (2011). The effect of xylitol on the composition of the oral flora: a pilot study. European Journal of Dentistry, 5, 24-31.

93. Soukup M, Biesiada I, Henderson A, Idowu B, Rodeback D, Ridpath L, Bridges EG, Nazar AM, Bridges KG. Salivary uric acid as a noninvasive biomarker of metabolic syndrome. Diabetol Metab Syndr. 2012 Apr 19;4(1):14. doi: 10.1186/1758-5996-4-14.

94. Sousa CHG. Pessoa com deficiência intelectual: desafios para inclusão nas empresas de grande porte do Pólo Industrial de Manaus/AM /; orientadora: Inez Terezinha Stampa. – 2011. 140 f. ; 30 cm. Dissertação (mestrado)– Pontifícia Universidade Católica do Rio de Janeiro, Departamento de Serviço Social, 2011 .

95. Sullivan PB. Gastrointestinal problems in the neurologically impaired child. Baillieres Clin Gastroenterol. 1997 Sep;11(3):529-46.

96. Sullivan PB. Gastrointestinal disorders in children with neurodevelopmental disabilities. Dev Disabil Res Rev. 2008;14(2):128-36.

97. Sumi Y, Nakamura Y, Michiwaki Y. Development of a systematic oral care program for frail elderly persons. Spec Care Dentist. 2002 Jul-Aug;22(4):151-5.

98. Tada, A., & Miura, H. (2012). Prevention of aspiration pneumonia (AP) with oral care. Archives of gerontology and geriatrics. Supplement, 55, 16-21. doi: 10.1016/j.archger.2011.06.029. Epub 2011

99. Takeshita, T., Nakano, Y., Kumagai, T., Yasui, M., Kamio, N., Shibata, Y., Shiota, S., & Yamashita, Y. (2009). The ecological proportion of indigenous bacterial populations in saliva is correlated with oral health status. The ISME Journal, 3, 65-78. doi: 10.1038/ismej.2008.91. Epub 2008

100. Takeshita, T., Yasui, M., Tomioka, M., Nakano, Y., Shimazaki, Y., & Yamashita, Y. (2011). Enteral tube feeding alters the oral indigenous microbiota in elderly adults. Applied and Environmental Microbiology, 77, 6739-6745. doi: 10.1128/AEM.00651-11. Epub 2011

101. Toyobo B. Study on determination of Amylase activity using 2-chloro-4-nitrophenyl-α-galactosylmaltoside (Gal-G2-α-CNP), 1999.

102. Turesky S, Breuer M, Coffman G. The effect of certain systemic medications on oral calculus formation. J Periodontol. 1992 Nov;63(11):871-5.

103. van der Maarel-Wierink, C. D., Vanobbergen, J. N., Bronkhorst, E. M., Schols, J. M., & de Baat, C. (2013). Oral health care and aspiration pneumonia in frail older people: a systematic literature review. Gerodontology, 30, 3-9. doi: 10.1111/j.1741-2358.2012.00637.x. Epub 2012.

104. van Houte, J., & Russo, J.. (1985). Effect of oral nutrient limitation of gnotobiotic rats on acidogenic properties of dental plaque formed by oral streptococci. Journal of Dental Research, 64, 815-817.

105. Wara-Aswapati N, Pitiphat W, Chanchaimongkon L, Taweechaisupapong S, Boch JA, Ishikawa I. Red bacterial complex is associated with the severity of chronic periodontitis in a Thai population, Oral Diseases. 15(2009) 354-359.

106. White DJ. Dental calculus: recent insights into occurrence, formation, prevention, removal and oral health effects of supragingival and subgingival deposits. Eur J Oral Sci. 1997 Oct;105(5 Pt 2):508-22.

107. Zhang, T. T., Tang, S. S., & Fu, L. J. (2014). The effectiveness of different concentrations of chlorhexidine for prevention of ventilator-associated pneumonia: a meta-analysis. Journal of Clinical Nursing, 23, 1461-1475. doi: 10.1111/jocn.12312. Epub 2013.

108. Zhuang, L. F., Watt, R. M., Steiner, S., Lang-Hua, B. H., Wang, R., Ramseier, C. A., & Lang, N. P. (2014). Subgingival microbiota of Sri Lankan tea labourers naïve to oral hygiene measures. Journal of Clinical Periodontology, 41, 433-441. doi: 10.1111/jcpe.12230. Epub 2014

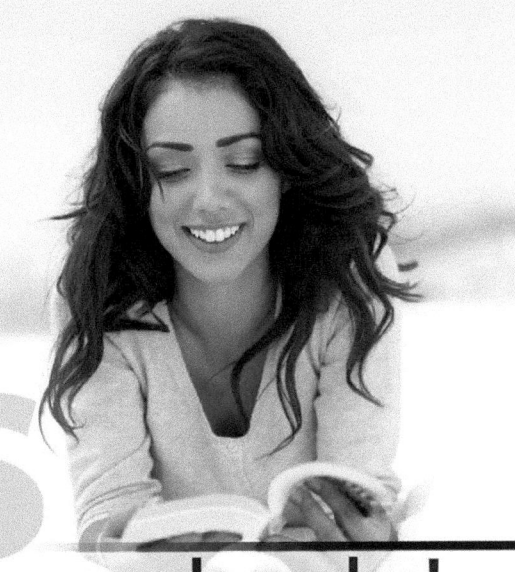
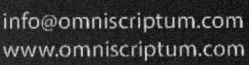
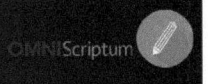

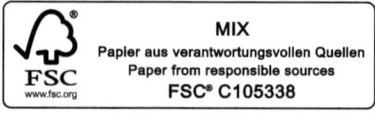

Printed by Books on Demand GmbH, Norderstedt / Germany